Dental Start Book

これで解決！局所麻酔
Local Anesthesia

鈴木 尚 監修
牧 宏佳 著

医歯薬出版株式会社

This book was originally published in Japanese
under the title of :

DENTARU SUTATO BUKKU/
KOREDE KAIKETSU! KYOKUSHO MASUI
(Dental Start Book/Master of Local Anesthesia)

Editors :
SUZUKI, Hisashi
 Nao Dental Clinic

© 2011 1st ed.

ISHIYAKU PUBLISHERS, INC.
 7-10, Honkomagome 1 chome, Bunkyo-ku,
 Tokyo 113-8612, Japan

序　Preface

若き歯科医師に／Dental Start Book 発刊にあたって

　日本では毎年約2,500名ほどのNew dentistsが誕生している．6年間に及ぶ学業の最終段階で挑んだ国家試験の合格通知を受け取り，よく頑張りぬいたものだと感慨深く思う卒直後生は多いだろう．晴れて歯科医師となり，いよいよ歯科臨床の実務者となったはずである．

　その初めは，義務となっている研修医としての任務に就いたはずだが，さてその場で大学の授業はどの程度役立っただろうか？　大学自体が教育としての臨床を十分に教えるカリキュラムをもたなくなって久しいが，それを補うために研修医制度が発足したはずである．マッチング制によって受け入れられた研修施設で臨床実地に励んだ皆さんは，この程度の研修期間では十分ではないことを痛感したのではないだろうか？

　その第一歩を大学生活の延長と考えて過ごしたはずはないと思うが，すでに与えられる知識だけで満足する時期は終わったと感じた人は多いだろう．これからは進むべき道を自分から切り開いていかなければならないのだが，長く臨床の場に身を置いてきた先輩としては，老婆心ながら少々気になることばかりである．

　臨床の実態は，「医療」のあらゆる部分の奥深くにまで根を張って，縦横に必要な知識や手技を要求してくるものである．たとえば，基礎として学んだ解剖学は，総義歯の臨床でも麻酔や外科の臨床でも，あらゆる分野に少しずつ顔をだす．解剖に限らず，他の基礎学科も同様である．いろいろなことが，単独ではなく，互いに連携した知識となっていなければ生きてこないのである．

　一見重要でないと思われる些細なことがわかっていないと，その次のものも見えてこないのが臨床なのだ．このようなことは，教えられて初めて気づくことが多いものなのである．

　それゆえ，こんなことを進んで教えてくれる学びの書があれば，十分な理解のもとにもっと楽しく臨床へ進めるのではないか？　そんな基礎と臨床の橋渡しを，臨床実地に即してわかりやすく伝えたいという思いから企画したのが，本シリーズである．全10冊が企画されており，やがてすべての臨床をカバーする予定である．

　この10年の間，社会構造が大きな変化を遂げた．世の中が動けば歯科界もまた同様に大きな影響を受ける．New dentistsの皆さんも，希望と不安が入り混じった複雑な心境にあるだろう．しかし，歯科医療は決して消滅するものではない．皆さんは未来へ向けて積極的に前進しなければならない．

　積極性は希望を実現する証となるものである．それには，どんなときにも足元をしっかりと見つめて進むべきである．最近は最先端歯科医療といわれる再生療法や新技術による再建歯科医療も台頭する兆しを見せている．しかし，その前に，すべての患者さんに対応できる歯科医療を理論と実践をつなげて学び，まず日常の臨床を不自由なく行えるようになることが重要な課題である．そのために，いま皆さんに願うべきは，100％「臨床の基本的なスキルをマスターする」ことである．そうすることが，やがて最先端技術獲得への近道となるはずである．

　情報は過多なほどにあふれているが，実のとれる即戦力として役立つものを手にするべきだろう．ぜひ本シリーズを座右の書として活用していただきたい．

2011年　10月　　　　　　　　　　　　　　　　　　　　　　　　　　　　　　鈴木　尚

序

痛みを与えない局所麻酔は臨床のスタートポイント

歯科医療は一般医科の外科にたとえられることが多いようです．理由は明白で，無麻酔ではほとんどの治療処置に痛みを伴うことが多いからです．痛みは患者さんが最も嫌うことで，歯科医療が嫌がられる大きな要因となっています．「歯科へ行かなければならないけれど，痛そうなので我慢していた」という患者さんは結構な数にのぼります．このような訴えを聞くと，まるで痛い歯科治療に対する「抗議」のようにも受けとれるではありませんか．

そのような患者さんは，「治療するのはよいけれど，治療するときの痛みはいまの痛みよりももっと大きいはずだ」と思い込んでいるのです．もしそうなら，そのために受診のタイミングを逃していることになり，「歯科医療」そのものが疾患放置の動機になっていることになり，なんと罪作りな行為なのかと思えてしまいます．

おそらく，「火のないところに煙は立たない」の諺どおり，このような風評が広く国民に定着してしまったのは，「歯科治療は痛くて当たり前」という，思いやりのない姿勢が歯科医師側にもあった結果なのかもしれません．もちろん，いまでは痛くない歯科治療に「麻酔」は必然な医療行為になっています．したがって，麻酔の手技に上達しなければならないのは卒直後の歯科医師だけではありません．どんな老練な歯科医師であっても，「少々の痛みは我慢して当然」と思っているのなら，学びなおしていただくことが，患者さんにとっても歯科界にとっても必要でしょう．

実際のところ，一時代前と違って，いまや歯科医療が痛いものと考えている若者は少なくなっています．つまり，痛くないのが当たり前の時代になったのです．ですから，「痛い治療」は当然「悪」であり，「稚拙な技術」の象徴にもなってしまいます．

患者さんとの信頼構築の基本として，何よりも先に麻酔法を会得するべきだという理由がここにあるのです．

しかし，卒直後の初めての医療行為が「人の体に針を刺す」ことだとわかっても，それは勇気のいる行為でしょう．信頼構築のためにはどのように臨めばよいのでしょうか？　是非，本書を読んで学んでいただきたいと思います．

ところで実際には，多少の痛みは我慢しようとする患者さんもいます．そんなときにも，有病者なら，全身の管理はどうしたらよいのでしょうか？　問題は微妙ですが，そんな難しいことでも，臨床の場では答えをださなければなりません．どんなことにも，しっかりと応えられなければならないのです．

このように，麻酔施術の前後に考え，そして行うべきことはたくさんあります．患者さんの何を診ればよいのでしょうか？　問診はどのようにするのでしょうか？　施術の技術を学ぶには，実はこのような導入部分が十分に「わかる，できる」ことが前提となるのです．

本書は，大学の講義を思い出しながら，実際の症例を示して臨床につながるように解説されています．卒直後の皆さんが臨床に臨む前の予習用として，あるいは勤務医の方々が術中に素早く見る参考書として，そして術後にあらためて確認する復習用として活用できるものです．皆さんにとって有益な書であることを願っています．

2011年　中秋の夕べに

鈴木　尚　　牧　宏佳

CONTENTS　Dental Start Book

これで解決！**局所麻酔**

第1編　浸潤麻酔をマスターしよう

1章　浸潤麻酔をする前に……10
- 浸潤麻酔は歯科治療のファーストゲート……10
- 麻酔をする前に必要なこと……10
- 麻酔奏効に必要なこと……10
- 痛みをとるための麻酔がなぜ痛いのか？……11
- 浸潤麻酔のチェックシート……12

2章　浸潤麻酔時の問診……14
- まずは問診……14
- 注意すべき疾患は？……16
- 何が問題なのかを考える……16

3章　患者さんへの説明……18
- 麻酔前の説明と声かけ……18
- 術後の説明……18
- 麻酔についての質問……18
- COLUMN 1　麻酔薬の作用機序/患者さんに説明できる？……19

4章　表面麻酔……20
- 表面麻酔は大事……20
- 表面麻酔薬の特徴……20
- 使用上の注意点……20
- 使用方法および発現時間とその目安……21

5章　浸潤麻酔の実際……22
- 浸潤麻酔と解剖学……22
- 上顎における神経走行……22
- 下顎における神経走行……24
- 針の刺入の仕方……24
- 浸潤麻酔の実際……27

6章　投与量と持続時間……28
- 投与量および持続時間……28
- 注入速度……30
- 麻酔の待ち時間……30
- 術後の持続時間……30
- COLUMN 2　血管収縮薬/カートリッジ何本まで使える？……31

7章　麻酔に必要な器材と麻酔薬の理解 ……32
- ■局所麻酔薬……32
- ■注射器の特性を理解しよう……34
- ■注射針を理解しよう……36
- COLUMN 3　エピネフリンＶＳフェリプレシン……37
- COLUMN 4　表面麻酔とアレルギー……37

第2編　目的によって麻酔法を使い分ける

1章　カリエス処置・抜髄・支台歯形成時の麻酔 ……40
- ■すべての基本は浸潤麻酔……40
- ■上下顎前歯部から小臼歯部の場合……40
- ■上顎大臼歯部の場合……40
- ■下顎大臼歯部の場合……41

2章　膿瘍切開時の麻酔 ……44
- ■膿瘍が形成されるとなぜ痛いのか？……44
- ■膿瘍形成時の麻酔をする前に確認すべきこと……44
- ■膿瘍形成時の麻酔の注意点……45
- ■膿瘍切開のための浸潤麻酔の実際……47

3章　歯周治療時の麻酔 ……50
- ■広範囲に奏効させたいときの麻酔法……50
- COLUMN 5　組織の挫滅ＶＳ痛み／どちらを重視する？……50
- ■SRP時の麻酔……51
- ■歯周外科での麻酔……52

4章　抜歯時の麻酔 ……54
- ■抜歯時における麻酔の考え方……54
- ■抜歯時の浸潤麻酔の実際……54
- ■歯肉剥離を伴う抜歯時の麻酔……56

5章　小外科時の麻酔 ……58
- ■小外科での麻酔の考え方……58
- ■埋伏智歯抜歯時の麻酔／上顎の場合……58
- ■歯根端切除時の麻酔……58
- ■インプラント体植立時の麻酔……59

第3編　麻酔が効かないときの対応法

1章　麻酔を奏効させるために／9つのチェックポイント ……64
- ■原因を考える……64
- ■麻酔が効かない場合の対処法／術者側に問題がある場合……64
- ■麻酔が効かない場合の対処法／患者側に問題がある場合……65
- ■「撤退」する勇気をもとう！……66

2章　下顎孔伝達麻酔 ……68
- ■下顎孔への伝達麻酔……68
- ■下顎孔伝達麻酔に必要な解剖学……68
- ■下顎孔の位置をイメージしよう/刺入点を決める……69
- ■麻酔作用の確認……69
- ■下顎孔伝達麻酔の実際……70
- ■上顎における伝達麻酔……71
- ■処置後の説明……72
- COLUMN 6　舌神経を麻酔するには……72
- COLUMN 7　翼突下顎隙……73

3章　知っておくと便利な精神鎮静法 ……74
- ■精神鎮静法とその適応症……74
- ■笑気吸入鎮静法……74
- ■静脈内鎮静法……74

第4編　局所麻酔時の偶発症

1章　局所麻酔時の局所的偶発症 ……78
- ■偶発症とは？……78
- ■浸潤麻酔による偶発症……78
- ■伝達麻酔による偶発症……79
- ■両方の麻酔時に起きる偶発症……81

2章　局所麻酔時の全身的偶発症 ……82
- ■全身的偶発症とその原因……82
- ■全身的偶発症への対応法……82
- ■全身的偶発症の発生頻度……85

3章　緊急時の対応/心肺蘇生法 ……86
- ■バイタルサインとは……86
- ■心肺蘇生法……86
- ■歯科医院における一次救命処置の手順……88
- ■どのように偶発症を予防するか？……89

4章　器具と薬液の管理と針刺し事故への対応 ……90
- ■自分にふりかかる偶発症を未然に防ごう！……90
- ■注射器の管理……90
- ■薬液の管理……90
- ■注射針の管理と取り扱い方……91
- ■針刺し事故への対応法……92
- ■使用ずみ器具の廃棄について……92

参考文献……94

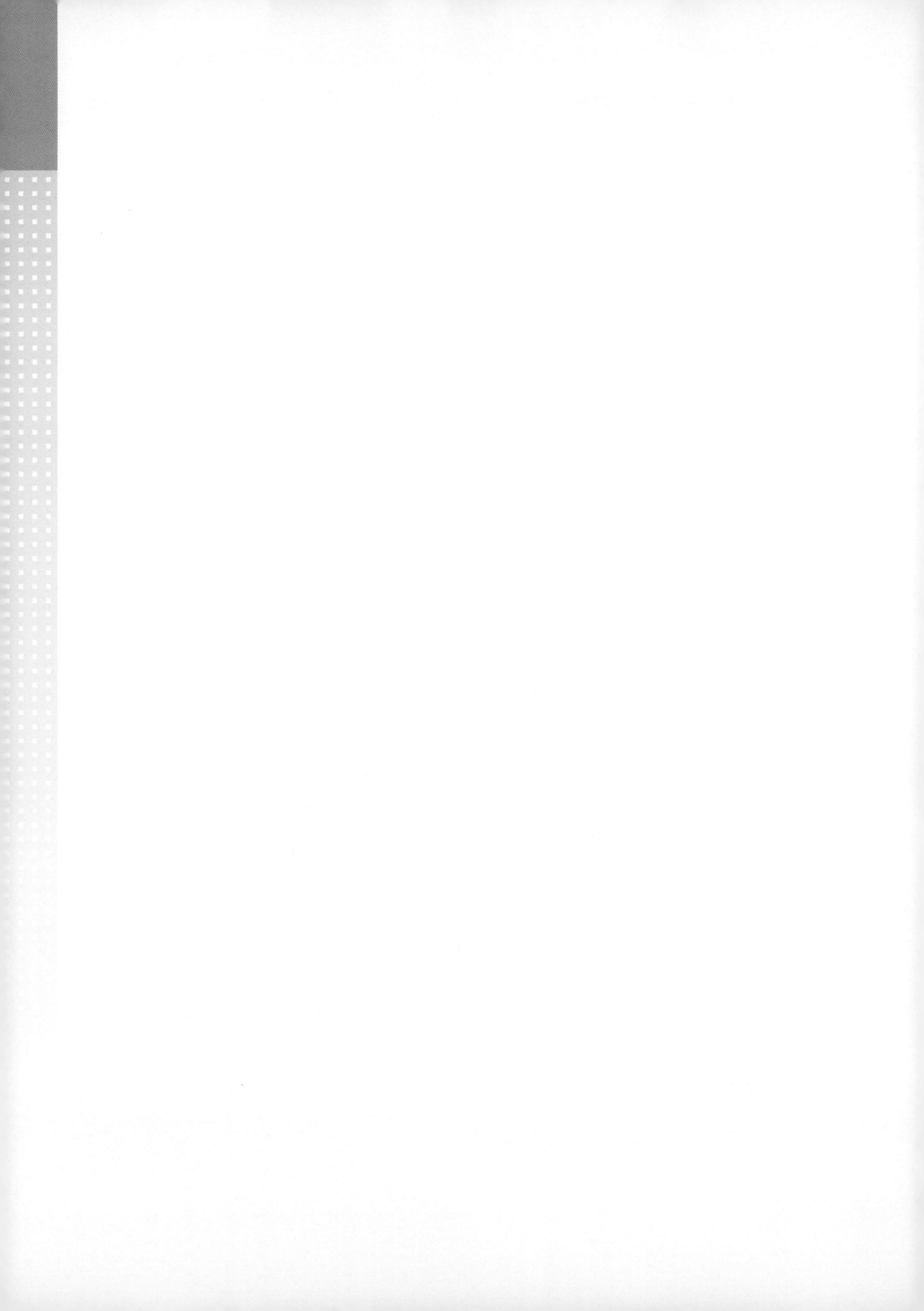

第1編　浸潤麻酔をマスターしよう

　日常臨床で何気なく行っている局所麻酔，患者さんの誰もが「痛みがないように……」と願っているはずです．そんな期待に自信をもって応えられるでしょうか？

　大学を卒業したてのころは，局所麻酔は「効きさえすればよい」と考えていたのではないでしょうか？　確かにこれは大切なことですが，臨床では，何よりも「患者さんを気遣う」ことが最も重要です．

　局所麻酔は，針で組織を穿通し，麻酔薬を注入するといった患者さんに少なからず侵襲を加える行為です．また，それと同時に，痛みは精神的な負担も与えてしまいます．もし，痛みのない麻酔ができれば，患者さんとの信頼関係は大きく前進するはずです．

　痛みが少なく，より安全で効果的な局所麻酔の手技は，決して難しいものではありません．大学で習った歯科麻酔学，解剖学などの知識をもう一度整理し，臨床応用すれば，誰もが確実にできる手技です．

　痛みの少ない麻酔手技をマスターして，自信をもって臨床医としての第一歩を踏み出してください．

1章 浸潤麻酔をする前に

浸潤麻酔は歯科治療のファーストゲート

　歯科医院に訪れる患者さんは,「痛み」を抱えて来院される場合がほとんどです．その痛みを取り除くために治療するのですが，その行為の多くに多少なりとも疼痛を伴うことや,「怖い，痛い」という先入観があるので，歯科治療は忌避されがちなのでしょう．

　つまり，痛みを与えることなく治療を行うことが，患者さんとの信頼関係構築の第一歩であり，その後の治療をスムーズに行えることにつながるのです．

　患者さんのあなたへ評価は,「痛くなく，ていねいな手技」と，対応のよしあしから始まります．医療人としての適切な対応と手技の両者があいまって,「信頼」がスタートするのです（図1）．まだ経験の少ない研修医，勤務医は，まず患者さんへの医療行為の第一歩としての「痛くない浸潤麻酔」を自信をもって行えるようになってください．

麻酔をする前に必要なこと

　浸潤麻酔は，針を刺して薬液を注入するという単純な手技です．多くの場合は，事故もなく麻酔の目的を達せられます．

　だからといって,「麻酔は簡単だ！」と軽々しく考えるのは禁物です．なぜなら，生体内に薬物を入れるということは，常に危険と隣り合わせの行為だからです．より安全で確実な麻酔を行うためには，どうしても麻酔学，解剖学といった基本の理解が必要です．アンダーグラディュエートで学んだことを，臨床での必要に即して学びなおすと，本当の知識になるのです．

麻酔奏効に必要なこと

　「なぜ，麻酔が効かないの？」「どうやって痛みがなくなるの？」と患者さんから質問されたら，どのように答えますか？　「効きずらい人がいます」「そのうち効きますから……」などとあいまいな答えしかできないのでは困ります．

　もちろん，局所組織の状態，骨の形態，精神的因子，手技などさまざまな要因によって麻酔効果は左右されるので，一概に「これが理由です」とは断言できません．しかし，その機序をわかりやすく説明できるように準備しておく必要があります．これについてはP.19を参考にしてください．

　また，患者さんの症状をみて,「炎症が強いので麻酔量を多めにしよう」「効くのに時間がかかりそうだ」「今日の処置時間は30分」といった判断もできなくてはなりません．あらかじめ説明しておけば，患者さんに無用の不安を与えずにすみますし，術者も落ちついて対応できます．術者の自信のなさは不思議と患者さんに伝わるもので，患者さんが不安を感じると，後述するように体の不調にもつながりかねません．

Check COLUMN 1

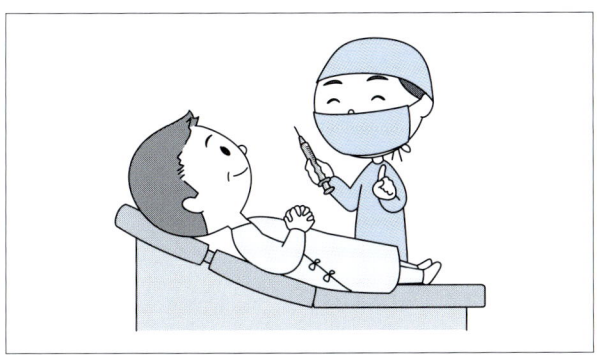

図1 「痛くない局所麻酔」は，患者さんとの絆を深める最初の一歩．これをクリアしてこそ治療ができる．確実で安全な麻酔手技の会得は，臨床医の登竜門！

表1　麻酔をする前におさえておきたいポイント
① 痛くない麻酔は，患者さんとの信頼関係を築くための第一歩
② 麻酔は薬液を体内に入れるので常に危険と隣合わせ
③ 麻酔が効くためには「浸潤」と「時間」が必要
④ 炎症が起きている部位への麻酔は効きにくい
⑤ 針が粘膜を貫通するときの痛みへの対策が必要
⑥ 注入圧力によっても疼痛や違和感が生ずる

痛みをとるための麻酔がなぜ痛いのか？

　誰もが「痛くないように麻酔をしよう」と思っているはずです．けれども局所麻酔を行って，患者さんに「痛い」といわれたことのある人は，その理由を考えてみましょう．

　まずは下記のことを振り返ってみてください．何かが足りなかった可能性があります（**表1**）．

① 針の刺入時

　麻酔をする際，注射針を粘膜に刺さなければなりません．粘膜組織に障害を与えるのですから，痛いのは当然なのですが，それを最小にするために，粘膜組織の障害を最小限にすること，そのために細い針の使用，痛点の少ない部位への刺入，粘膜の感覚を鈍くするといった方法を考えます．

② 麻酔薬の注入時

　次に麻酔薬を注入していきますが，組織内に麻酔薬が注入されると，周囲の組織を押し広げるために痛みが生ずるといわれています．つまり，圧力が加わると，疼痛あるいは違和感を生ずるということです．

　圧力をできるだけ加えないように弱圧で注入すれば，この問題点も解決できるわけです．

　また，注入する部位によって必要な圧力が異なるので，刺入部位についても配慮が必要です．

③ 患者の精神的因子

　処置に対する強い不安や恐怖などによって，疼痛域値が低下するといわれています．また，過去の疼痛の体験から「麻酔は効かない」と思い込んでいる患者さんは，実際に痛覚は遮断されているのに，触覚，圧覚などで「痛い」と感じてしまうことがあります．こうした場合には，技術以前に患者さんとの信頼関係の構築を優先することが大切です．

　臨床は，一つひとつの行為について，「知識の確認をし，確実にできるようにしていく」という積み重ねの連続です．その第一のゲートとしての浸潤麻酔を自信をもって行えるように，次ページの**図2**に示すことがらを，順次述べていきたいと思います．

浸潤麻酔のチェックシート（図2）

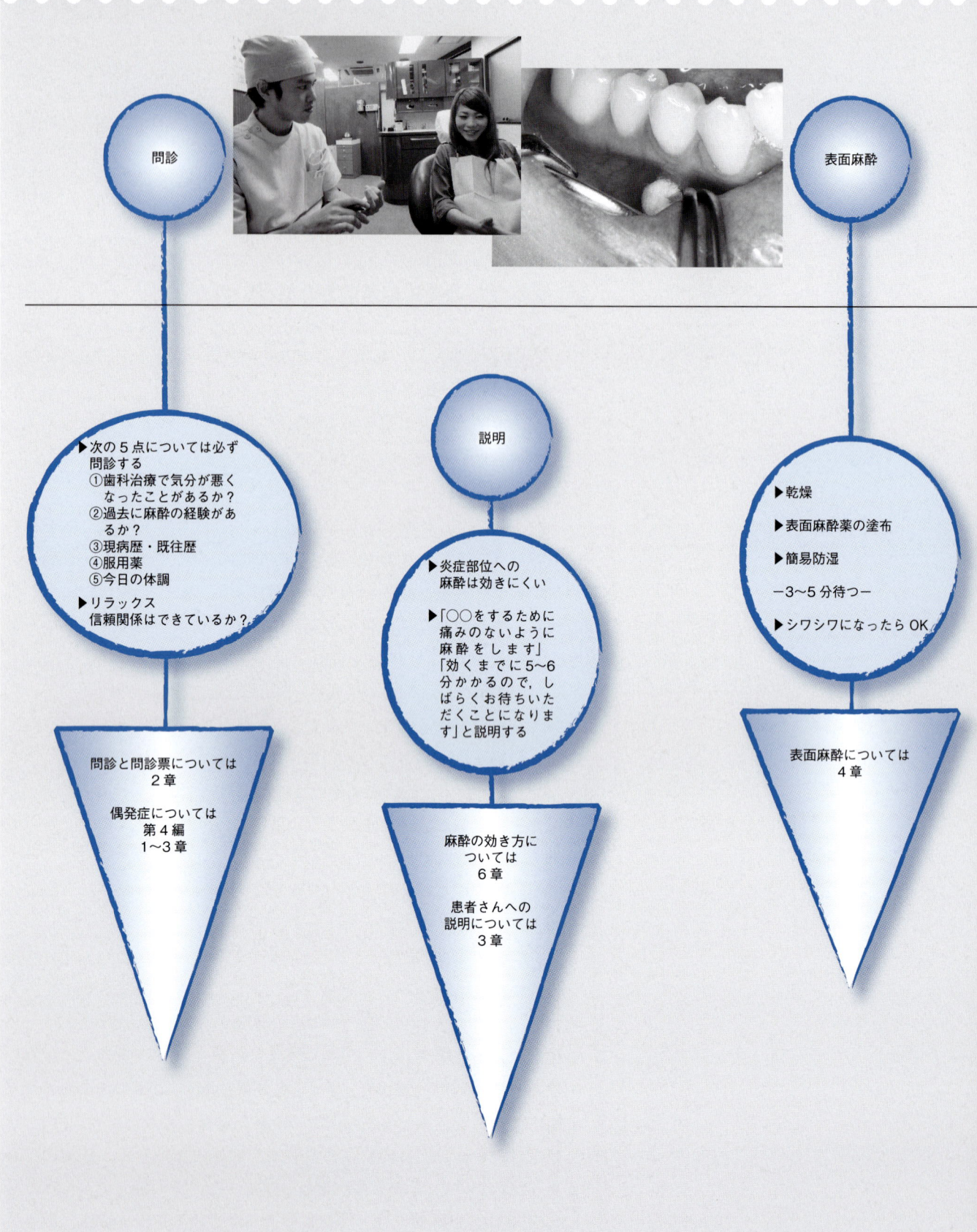

1章　浸潤麻酔をする前に

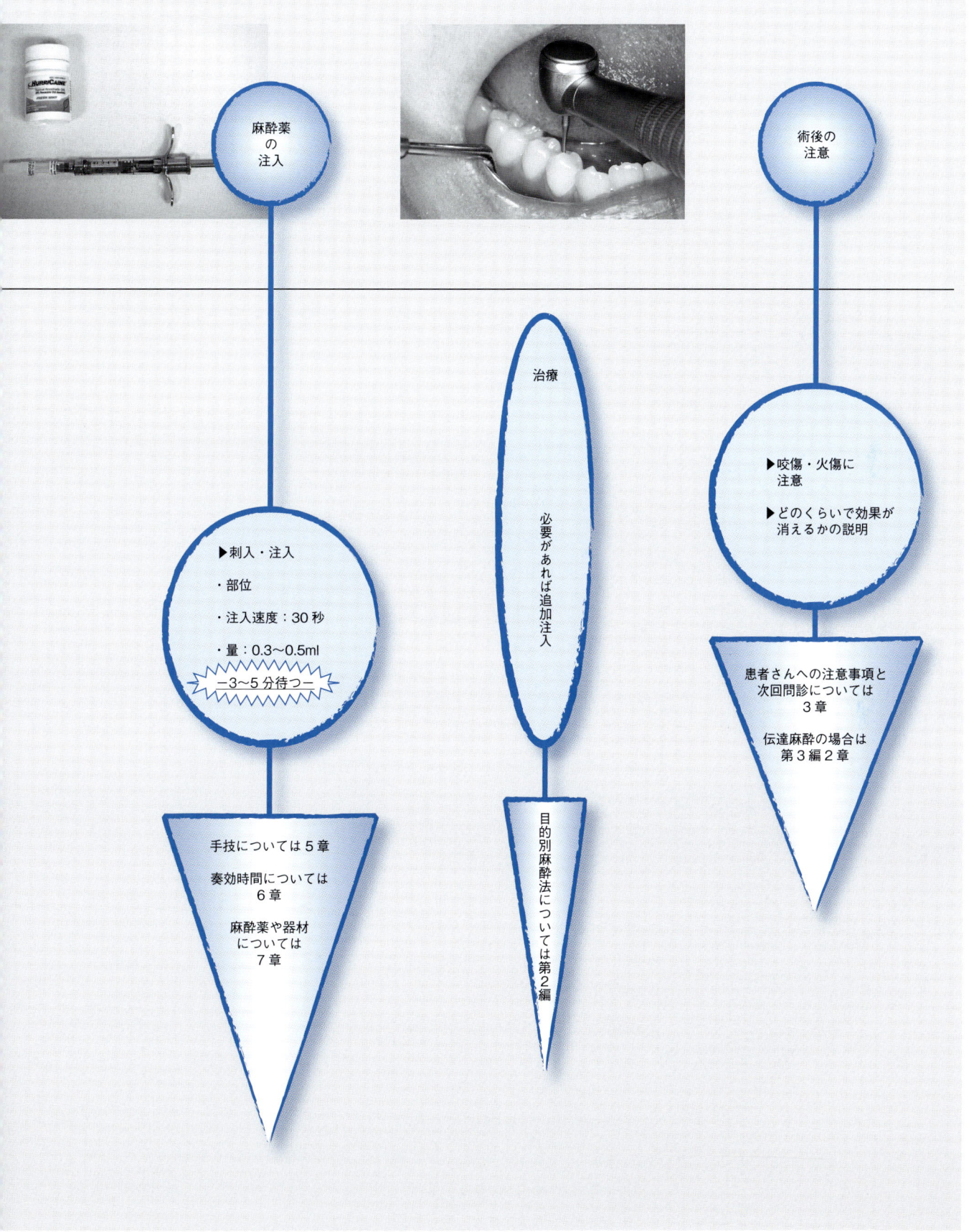

麻酔薬の注入

術後の注意

▶刺入・注入
・部位
・注入速度：30秒
・量：0.3〜0.5ml
−3〜5分待つ−

治療

必要があれば追加注入

▶咬傷・火傷に注意
▶どのくらいで効果が消えるかの説明

手技については5章
奏効時間については6章
麻酔薬や器材については7章

目的別麻酔法については第2編

患者さんへの注意事項と次回問診については3章
伝達麻酔の場合は第3編2章

13

2章 浸潤麻酔時の問診

▎まずは問診

1. しっかり問診する

どの医院でも，麻酔をする前には，必ず全身状態について問診をするはずです．「何か病気にかかっていますか？」「何か常用薬は？」などさまざまなことを聞いてカルテに記入をしていることと思いますが，めったに事故は起きないからといって，形式的になってはいませんか？

少ないとはいえ，歯科治療の際の全身的偶発症の発症は，局所麻酔前後が過半数を占めています（図3）．そして，ときに重篤な事態となることもあるのです．患者さんを守るためにも，また自院で事故を起こさないためにも，特に初診の患者さんの場合にはしっかり確認し，患者さんを引き継いだときや，未来院中に罹病していることも考えられるので，しばらくぶりの来院時にも再確認します．

2. 偶発症の要因

では，何を聞けばよいのでしょうか？

偶発症が起きる理由がわかれば，「これには注意が必要だ」「これは聞いておかないと……」ということが自然に見えてくるはずです．偶発症が生ずる要因として，次の2つがあげられます．

① ストレスによる原因

「白衣高血圧症」と呼ばれる言葉をご存じでしょうか？　白衣を着た人が血圧測定をすると，緊張やストレスから，通常よりも高い数値が測定されてしまう現象をいいます．

患者さんは「治療はとても痛いかもしれない……」「麻酔はちゃんと効くだろうか？」など，歯科医院に来院したときからさまざまなことを想像しています．緊張や不安，ストレスなどによって生体はいろいろな変化を起こします（図4）．その代表的なものは，「循環の亢進」，つまり血圧の変動です．たとえば，神経原性ショック（デンタルショック）はこれにあたります．

> Check 第4編・2章

② 薬剤による原因

カートリッジに含まれている局所麻酔薬には，血管収縮薬をはじめさまざまな薬剤が配合されています．それらの薬剤によって，ごくまれにですがアレルギー反応を生ずることがあります．また，患者さんが服用している薬剤とカートリッジ内に含まれている薬剤との相互作用によって，全身的偶発症が生ずることもありえます．特に問題となるのは，血管収縮薬のアドレナリンです（P.31，32参照）．

> Check COLUMN 2

3. 問診で何を聞くべきか？

緊張やストレスからくる問題，全身疾患との関係，薬剤アレルギー，常用薬との相互作用を最低限注意する必要があります．麻酔を行う前に，次の5点については必ず聞くようにします．

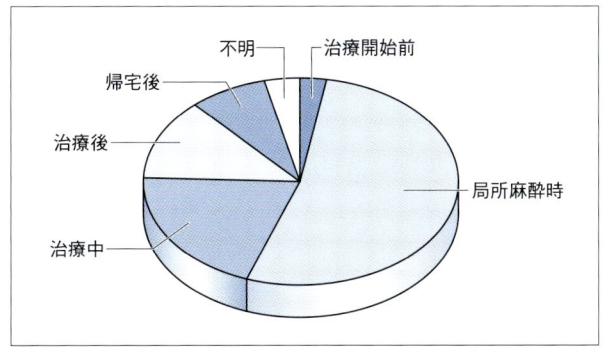

図3　全身的偶発症の発祥は，半数以上が局所麻酔時に起きている．それだけ，局所麻酔にはリスクがあるのだということを認識しておこう（文献[1]より）

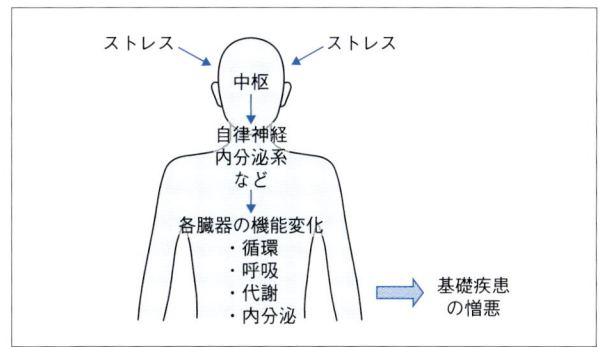

図4　ストレスや麻酔薬によって，生体内ではさまざまな変化が生ずる．そのため，基礎疾患のある患者さんの場合は，症状が増悪することがある

① 歯科治療で気分が悪くなったことはありますか？

多くの患者さんは，歯科治療に対して少なからず「怖い」「痛い」といった不安や緊張をもっています．この緊張状態が過度に続いてしまうと，健康な人でも，麻酔の有無にかかわらず気分が悪くなってしまします．ですから，過去に歯科治療で気分が悪くなった経験のある人には，麻酔だけでなく，患者対応について，いっそうの注意が必要です．

② 過去に麻酔の経験がありますか？

局所麻酔薬のアレルギーは，初めて麻酔を使用する患者さんでも起きる可能性があるので，これまでの医科的既往歴や家族歴を含めてアレルギーの可能性を慎重に判断する必要があります．アレルギーが疑われる場合には，アレルギーテストを行い，別の薬剤を使用しなければなりません．過去に麻酔の経験があり，問題がなかった場合には，比較的安心できます．ただし，油断は禁物です．

③ 何か病気にかかっていますか？

全身疾患を有する患者さんでは，ストレスなどの刺激により，それらの疾患が急性増悪する場合があります．特に，循環器系疾患，呼吸器系疾患では生命にかかわることもあるので，全身疾患の情報を事前に把握することは必須の事項になります．

④ 何か薬を飲んでいますか？

服用している薬と局所麻酔薬に含まれている薬剤とが相互作用を引き起こし，血圧の上昇や低下を生じさせることがあります．常用薬の種類によっては，局所麻酔薬の変更や使用量などに考慮が必要となる場合もあるので，注意して問診することが大切です．特に中年期以降の患者さんの場合，再来初診では③，④は再度確認しておく必要があります．

⑤ 今日の体調は？

毎回，体調については，観察と確認をすべきです．患者さんの体調は，日々刻々変化します．睡眠不足や体調不良の場合，当日の治療内容を変更したり，治療を見送る勇気もときに必要です．

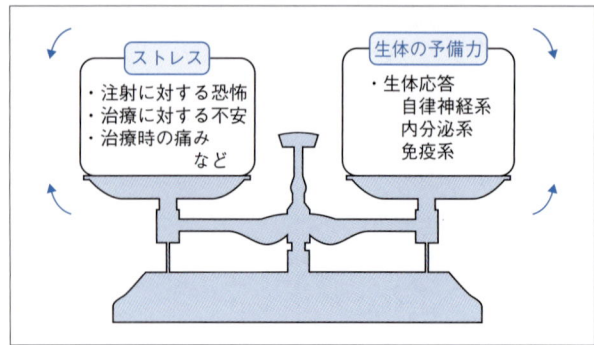

図5 ストレスと生体の予備力の関係．このバランスが崩れると，全身的偶発症が発症する

表2 歯科治療における問診の目的
- 治療中に基礎疾患が増悪する可能性の有無
- 治療方針に影響を与える疾患の有無
- 特殊な状態や体質の有無

注意すべき疾患は？

さまざまな疾患について十分な知識をもっていたいものですが，特に注意すべき疾患として，以下の3つは最低限確認しておきましょう．

① 心・血管系疾患

偶発症を起こすストレスは，循環の亢進を生じさせます．つまり，血圧に関係する疾患には注意が必要だということです．たとえば，高血圧症，狭心症，心筋梗塞などです．ほかにもいろいろな病名が成書にはあげられていますが，まずは血圧と最も関係の深い心臓疾患については，要注意です．

② 呼吸器系疾患

呼吸器系疾患の場合の問題点は，治療薬として使用されているβ_2刺激剤やステロイド剤です．β_2刺激剤は，使用時，使用回数などによって心拍数，血圧の上昇など，循環動態に影響を及ぼします．また，ステロイド剤を使用している場合，生体の予備力が低下してるため，注意が必要です（図5）．これらの薬剤を使用する代表的な疾患は，気管支喘息，慢性閉塞性肺疾患（COPD）です．

③ 代謝内分泌系疾患

代表的な疾患として，糖尿病，甲状腺機能亢進症，副腎皮質機能低下症の3つがあげられます．これらの疾患の何が問題となるかというと，歯科治療時に加わるストレスによって，内科的基礎疾患が急性に増悪してしまうことです．また，増悪する際には，他の疾患同様に，アドレナリン量もかかわってくるので，注意が必要なのです．

何が問題なのかを考える

ただ問診するだけでなく，得られた情報の「何が問題なのか？」ということを常にかみ砕いて解釈する習慣をぜひとも身につけてほしいと思います（表2）．また，どんなに正確に情報収集ができたとしても，診療の直前にその日の体調を確認することを決して忘れてはなりません．

得られた情報を上手に活用し，安全な局所麻酔をできるようになりましょう．偶発症については，第4編を参照してください．

Check 第4編・2章

局所麻酔問診票

お名前　　　　　　　　性別（男・女）　年齢　　歳

1. 過去の歯科治療で気分が悪くなったことはありますか？　　　　はい・いいえ
   どのような処置でしたか？　わかる範囲でお書きください．
   （　　　　　　　　　　　　　　　　　　　　　　　　　　）
2. 過去に麻酔を使った処置を受けたことがありますか？　　　　　はい・いいえ
3. 麻酔直後に気分が悪くなったことはありますか？　　　　　　　はい・いいえ
   「はい」の方の場合，どのような症状でしたか？　わかる範囲でお書きください．
   （　　　　　　　　　　　　　　　　　　　　　　　　　　）
4. 現在，何か病気にかかっていますか？　また，過去に病気にかかったことがありますか？
   高血圧，心臓病，脳卒中，貧血，喘息，肺結核，糖尿病，
   リウマチ熱，甲状腺機能亢進症，てんかん
   その他（　　　　　　　　　　　　　　　　　　　　　　）
5. 現在，かかりつけの医院，病院（外科・内科など）があればお書きください．
   ＿＿＿＿病院＿＿＿科　　　　　　　病名＿＿＿＿＿＿＿
   主治医氏名＿＿＿＿＿＿＿　　　　　主治医 tel＿＿＿＿＿＿＿
6. 現在，飲んでいる薬はありますか？　　　　　　　　　　　　　はい・いいえ
   薬剤名をお書きください．
   （　　　　　　　　　　　　　　　　　　　　　）
7. いままでに，薬を飲んで異常が生じたことはありますか？　　　はい・いいえ
   そのときの薬剤名または薬の種類（痛み止めなど）をお書きください．
   （　　　　　　　　　　　　　　　　　　　　　）
8. あなたの血縁の方に，アレルギー体質，特異体質の方がおられますか？
   （続柄　　　　　　　　　　　　　　　　　　　）　　　　　　はい・いいえ
9. （女性の方におたずねします）現在妊娠していますか？　　　　はい・いいえ
   可能性があるが不明　　　妊娠（　　）カ月
   現在授乳をしていますか？　　　　　　　　　　　　　　　　　はい・いいえ
10. 麻酔中や治療中に何か不快事項のあったことがありますか？　　はい・いいえ

図6　問診をする目的をしっかりと理解しておくことが大切である．目的をもって問診をすれば，より明確な情報を得ることができる

3章 患者さんへの説明

■ 麻酔前の説明と声かけ

　痛みを与えず，確実な麻酔効果を得るには，表面麻酔で3〜5分，麻酔薬などの刺入に30秒，奏効までに3〜5分が必要です．「待ち時間」が必要なことをまず説明します．

　麻酔時に「痛み」のあることは，患者さんの誰もが想像していて，「どのぐらいの痛みなのか？」「我慢できる痛みなのか？」など，さまざまな思いをもっています．そして，「この先生は私の痛みをわかってくれるのだろうか？」ということにも不安を抱いていることでしょう．

　刺入の痛みを少なくするために，まず，表面麻酔をすること，それが効くまで3〜5分かかること，当日行う治療の概要，なぜ麻酔が必要かなどの説明をしておきます．

　そして，針を刺入するときには，「〇〇さん，ほんの少しだけチクッとしますよ」といった痛みに対する共感を示す一言は，患者さんの不安を取り除く有効打となるので，必ず声をかけるようにします．

　炎症のある部位については麻酔が効きにくいこと，多少量を多めにすること，それでも効いていないようであれば量を追加することなども必要に応じて伝えます．

■ 術後の説明

　麻酔を含めて治療が終わった後に忘れてはならないのが，患者さんへの説明です．麻酔が効いている間は，痛覚や温覚が麻痺しているので，咬傷や火傷（熱いものを飲んだり食べたりしない）についての注意をしておく必要があります．

　たとえば，「右下の唇がしびれていますので，麻酔がきれるまで唇を咬まないように注意してください」とか「左上の頰の部分がはれぼったいのは麻酔のためなので，あと〇〇分ほどでもとに戻ると思います」などとつけ加えておくことは，患者さんに安心感を与えるばかりでなく，事故を未然に防ぐことにつながります．

　そして麻酔の効き方には個人差があることを説明し，「〇〇さんの場合の的確な量を知りたいので，どのくらいで麻酔が切れたかを次回の治療のときに教えてくださいね」と伝え，次回に忘れずにたずねて，カルテに記入しておきます．

■ 麻酔についての質問

　筆者がいままでに質問されたことのあるのは，表面麻酔の役割，なぜ麻酔が効くのか？　効くまでに時間がかかるわけなどです．

　患者さんは，全身麻酔や腰椎麻酔についてはあるイメージがあるようですが，粘膜麻酔や浸潤麻酔についてはほとんど知識がないようで，ときに作用機序などを聞かれることもあるので，あわてないように復習しておいてください．

COLUMN 1

麻酔薬の作用機序/患者さんに説明できる？

たとえば，こんな質問をされたら，どう答えますか？ 参考までに回答例を示してみます．

「歯医者って麻酔を使っているのに，痛いから行きたくないんだよね．麻酔って本当に効くの？」

「患者さんのほとんどが痛くなってから歯科に来院されますよね．麻酔薬はアルカリ性よりにならないと効かないのです．痛みがあったり，腫れていたりすると，その部分は酸性になっているので，麻酔薬を入れてもアルカリ性よりになかなかならないので麻酔が効きにくいのです．ですから，痛くて歯科に来院すると麻酔が効かなくて患者さんは大変な思いをしてしまうのです．そうならないように定期的なチェックを受けて，痛みのないうち処置をすれば，十分に麻酔も効くので，患者さんも大変な思いをしなくてすむのですが……」

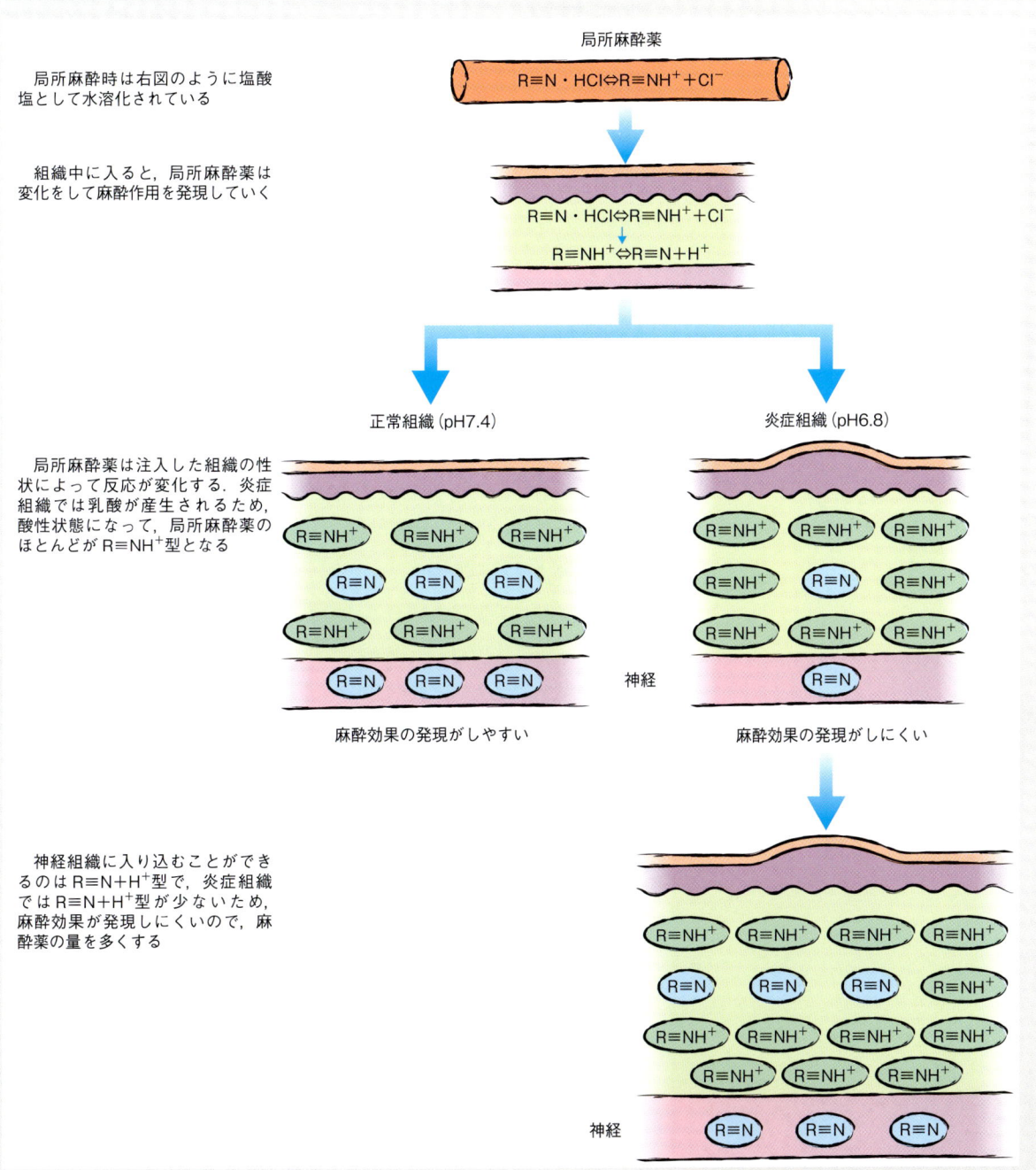

局所麻酔時は右図のように塩酸塩として水溶化されている

組織中に入ると，局所麻酔薬は変化をして麻酔作用を発現していく

局所麻酔薬は注入した組織の性状によって反応が変化する．炎症組織では乳酸が産生されるため，酸性状態になって，局所麻酔薬のほとんどが$R \equiv NH^+$型となる

神経組織に入り込むことができるのは$R \equiv N + H^+$型で，炎症組織では$R \equiv N + H^+$型が少ないため，麻酔効果が発現しにくいので，麻酔薬の量を多くする

4章 表面麻酔

表面麻酔は大事

局所麻酔を「痛い」と感じる理由の一つは，粘膜への針の刺入です．

表面麻酔は，針の刺入時の痛みを緩和するのに非常に有効です．実際，約60％の歯科医師が針の刺入前に表面麻酔を行っているというデータがあります．つまり，多くの歯科医師が「痛み」に対してなんらかの配慮をしているのです．

表面麻酔薬の特徴

表面麻酔薬という表現をすると，普通の麻酔薬と違うように思われがちですが，麻酔薬の成分そのものは全く変わりません．

局所麻酔薬と同様，アミド型とエステル型のものがあり，粘膜表面から作用させるため，組織浸透性の高いものが使用され，その代表的なのが，アミノ安息香酸エチル（ベンゾカイン）です．

> Check COLUMN 4

これは，後述するようにエステル型の麻酔薬なので，アレルギー反応の問題があります（P.37）．アミド型の表面麻酔薬（リドカインスプレー）もあります．自分の使用している薬剤がどちらなのか，必ずチェックしておきましょう（**表3**）．

局所麻酔薬は，健康な皮膚からはほとんど吸収されませんが，粘膜からはかなりよく吸収されます．そのため表面麻酔が可能なのです．

表面麻酔薬には，以下の2つの特徴があります．

① 使用に便利なように，液体の塗布用のもの，ゼリー状のもの，スプレーによって噴霧するものなどがある（**図7**）．

② 注射で用いられる麻酔薬よりも濃度が倍以上も高い．

使用上の注意点

表面麻酔は「薬剤を綿球などにつけて粘膜表面におく」という誰でもできる単純操作です．ですから，「注意点なんて！」と思うかもしれません．しかし，これも立派な薬剤です．以下の2つのことを理解しておいてください．

① 量よりも乾燥

粘膜面からの麻酔薬の吸収は，静脈内投与と同程度の吸収があるといわれており，さらに濃度が高い麻酔薬なので，少量で十分に効果が得られます（**図8**）．ただし口腔内では，唾液によって濃度が希釈されてしまうので，塗布部位を十分に乾燥させてから塗布します（**図9**）．

② アレルギーや全身的偶発症への注意

表面麻酔といえども，粘膜表面から局所麻酔薬が吸収され血管内に移行するため，アレルギーやショックなどの全身的偶発症を引き起こす可能性を否定できません．表面麻酔薬は塗布するだけですが，この段階においても患者さんの様子について十分に注意します．

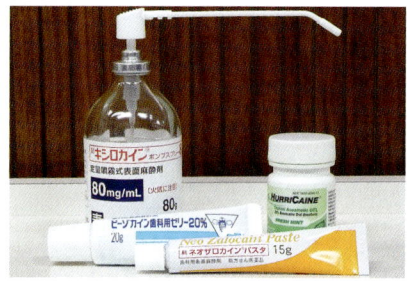

図7 ゼリー状，液状などさまざまなタイプの表面麻酔薬がある

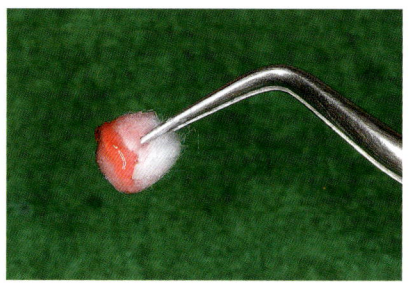

図8 1回に使用する表面麻酔薬の量の目安．量より塗布部の乾燥が大切

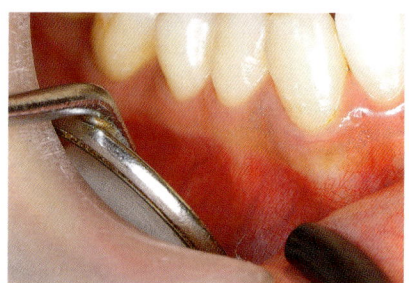

図9 エアや綿球などで塗布部位の乾燥を十分に行う

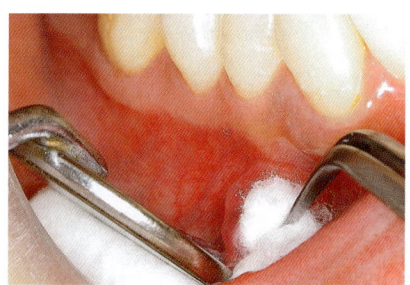

図10 塗布後も，周囲を簡易防湿し，麻酔薬が流れないようにする

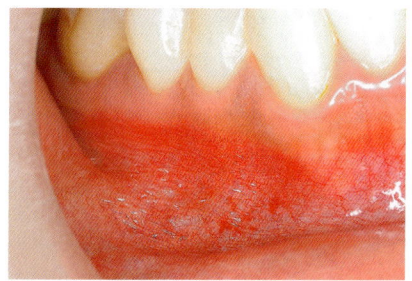

図11 表面麻酔が効いてくると，塗布部位がシワシワになる

表3 歯科領域で用いられている表面麻酔薬

商品名	おもな組成	濃度	容量	会社名
●エステル製剤				
1. 塩酸テトラカイン製剤				
コーバロン®	塩酸テトラカイン	6%	20ml（濃漬スポンジ片200枚）	昭和薬品化工
2. アミノ安息香酸エチル製剤				
ハリケイン・ゲル®	アミノ安息香酸エチル	20%	28.35g（1オンス）	サンデンタル
ハリケイン・リキッド®	アミノ安息香酸エチル	20.3%	29.35g（1オンス）	サンデンタル
ビーゾカイン・ゼリー®	アミノ安息香酸エチル	20%	20g	福地-ビーブランド
ネオザロカイン・パスタ®	アミノ安息香酸エチル	25%	5g, 15g	ネオ製薬
	パラーブチルアミノ安息香酸	5%		
	ジエチルアミノエチル塩酸塩			
プロネス・パスタ®	アミノ安息香酸エチル	10%	20g	日本歯科薬品
	塩酸ジブカイン	1%		
	塩酸テトラカイン	1%		
	ホモスルファミン	2%		
3. 塩酸オキシブプロカイン製剤				
ベノキシール・1%液®	塩酸オキシブプロカイン	1%	20ml, 100ml	参天製薬
ベノキシール・ゼリー®	塩酸オキシブプロカイン	0.2%	20ml, 100ml	参天製薬
ベノキシール・ビスカス®	塩酸オキシブプロカイン	0.3%	100ml	参天製薬
●アミド製剤				
リドカイン製剤				
歯科用キシロカイン®・ポンプスプレー[1]	塩酸リドカイン	8%	80g	アストラゼネカ（2002年販売中止）
歯科用キシロカイン® 軟膏	塩酸リドカイン	5%	5g	アストラゼネカ（2002年販売中止）
キシロカイン®・ビスカス[2]	塩酸リドカイン	2%	100ml	アストラゼネカ
キシロカイン®・ゼリー	塩酸リドカイン	2%	30ml	アストラゼネカ
キシロカイン®液「4%」	塩酸リドカイン	4%	20ml, 100ml	アストラゼネカ
ペンレス®（リドカインテープ）[3]	60%リドカイン	18mg/1枚	50枚, 200枚	日本ワイスレダリー

1) 1回押すごとに溶液0.1ml（リドカイン8mg）が噴霧　2) ビスカス1杯が5ml　3) 皮膚用　（文献[3]より）

使用方法および発現時間とその目安

効果的に表面麻酔薬を使用するためには，以下の注意を守ることが必要です．また，使用用量，発現時間などは，使用する表面麻酔薬の種類や濃度によって異なるので，使用している薬剤の特徴を確認しておきましょう．

① 粘膜を乾燥させる（図9）

表面麻酔は粘膜から吸収されることによって麻酔効果が発現します．粘膜上に唾液や粘液があると表面麻酔薬の浸透性を妨げるので，ふきとったり，エアで乾燥状態にしてから作用させます．

② 貼付後は簡易防湿をする（図10）

表面麻酔薬を小綿球や綿棒につけて貼付したなら，ロール綿やガーゼなどで簡易防湿を行います．このことで，唾液により麻酔薬が希釈されてしまうのを防ぎ，また，必要のない部位への拡散を防止します．

③ 3〜5分待つ

使用する表面麻酔薬によって種類や濃度が異なるので，待ち時間には差がありますが，おおよそ3〜5分で十分に効果が発現します．貼付した粘膜面に現れる「シワシワ」は，表面麻酔が効いたというサインです（図11）．

5章 浸潤麻酔の実際

■ 浸潤麻酔と解剖学

浸潤麻酔でまず問題になるのが,「どこに針を刺入すればよいのか」ということです. 処置の目的によって刺入する場所が多少異なりますが,「どこに打てば, どの部位に効くか?」をということを理解をしておかなければなりません. このときに必要になるのが, 解剖学です.

日常臨床で最も多く必要とされるのは, 歯の切削時における麻酔です. その他, 歯周外科, 埋伏歯の抜歯などの小外科では, 粘膜や骨に対する麻酔効果も必要になりますが, いずれにしても, 神経組織に麻酔薬が到達することが絶対条件です.

学生時代には, どこが何の神経支配下にあるかを丸暗記したことと思いますが, 臨床では「神経がどのように走行しているか?」ということのほうが重要です. 神経の名称を覚えることも必要ですが, 神経の走行を口腔内で想像できるようにしましょう.「臨床家のための口腔顔面解剖アトラス」[7]は理解を助けてくれるとてもよい本です.

■ 上顎における神経走行

1. 上顎歯および頰粘膜（図12）

上顎の歯に分布している神経は, 三叉神経第2枝の上顎神経です.

上顎神経は, 翼口蓋窩を通り, 眼窩（眼窩下溝, 眼窩下管）に入って眼窩下神経となり, 眼窩下孔から皮下に出てきます. このとき, 翼口蓋窩において大臼歯に分布する後上歯槽枝を分岐します. さらに, 眼窩下溝を通過中に小臼歯に分布する中上歯槽枝を分岐します. その後, 眼窩下管中で前歯部に分布する前上歯槽枝を分岐します.

上顎歯における神経は, すべて一つの神経から分岐した枝によって支配されているのです. さらに, これらの神経は, 歯のみならずその周囲の骨と歯肉にも分布しています. ですから, 上顎歯に麻酔をすれば, 周囲の骨や粘膜にまで麻酔効果が及ぶということになります.

2. 口蓋粘膜（図13）

上顎の口蓋側の知覚を支配している神経は, 鼻口蓋管神経と大口蓋管神経です. これらの神経は, ともに上顎神経から枝分かれしたものです. 上顎神経が翼口蓋窩で翼口蓋神経を分岐し, 翼口蓋神経節から口蓋神経となります. その口蓋神経からさらに鼻口蓋管神経と大口蓋神経に枝分かれします.

鼻口蓋管神経は鼻中隔を経過したのちに切歯管を通り, 左右の中切歯後方より口蓋側に出, 切歯部から犬歯部の口蓋の知覚を支配します.

大口蓋神経は, 上顎骨と口蓋骨からなる大口蓋管を通り, 大口蓋孔から出てきて臼歯部口蓋側の知覚を支配しています（図14, 15）.

このように, 口蓋側では前歯部と臼歯部での神経支配が異なるので, 必ず覚えておきます.

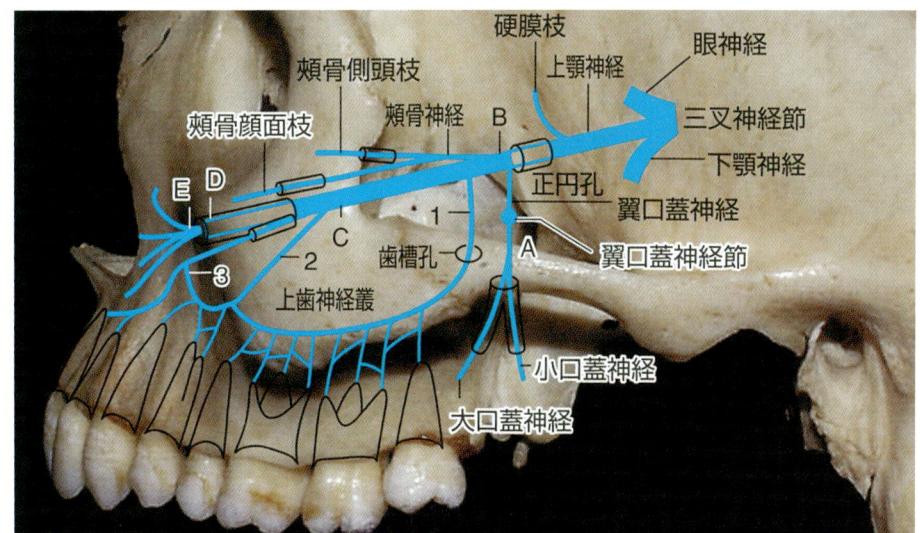

図12 上顎の歯および頬側粘膜の知覚に関与している神経の走行図（文献[7,33]より）
A：翼口蓋窩，B：下眼窩裂，C：眼窩下溝，D：眼窩下管，E：眼窩下孔，1：後上歯槽枝，2：中上歯槽枝，3：前上歯槽枝

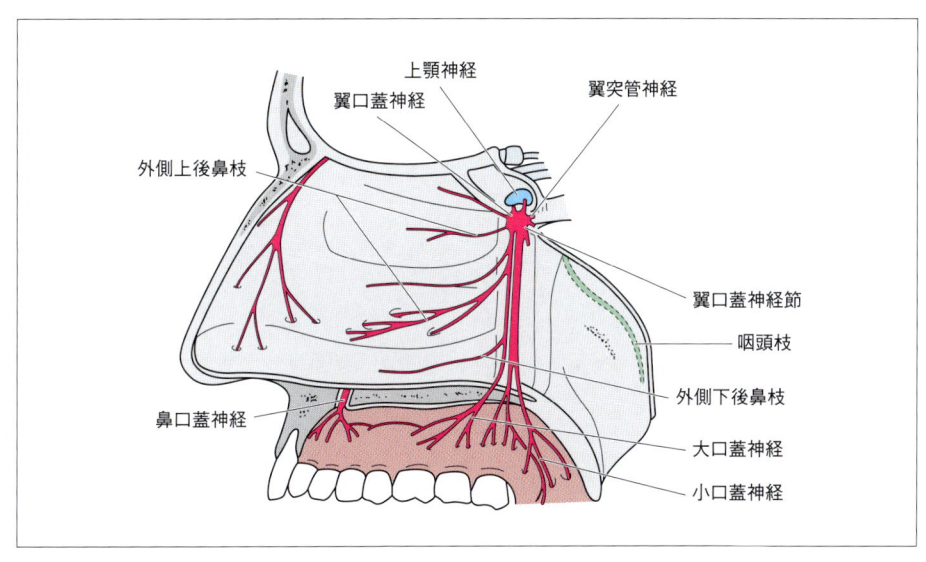

図13 上顎口蓋粘膜の知覚に関与している神経の走行図．口蓋側から見た模式図（文献[33]より）

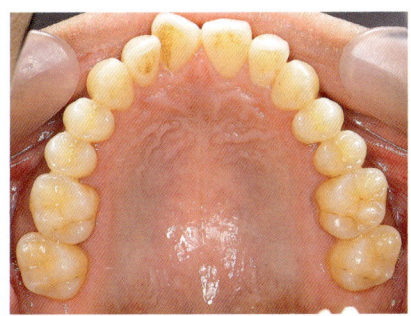
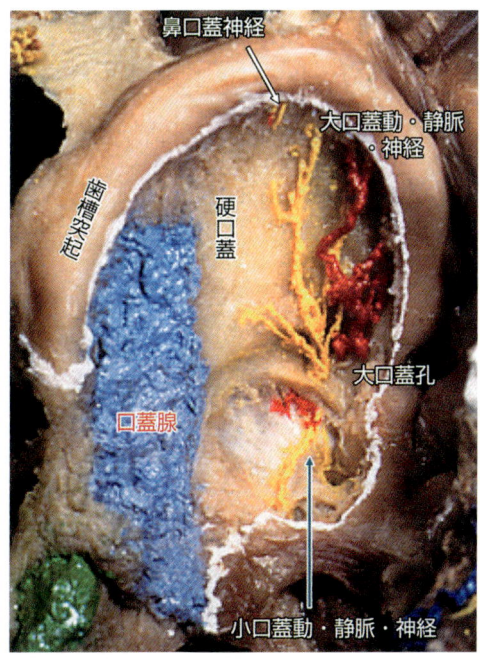

図14, 15 上顎咬合面観と硬口蓋粘膜下の構造．神経と血管の走行をイメージできるようにしておくことが大切（図15は文献[7]より）

下顎における神経走行

1. 下顎の歯および頬側粘膜（図16）

下顎歯に分布している神経は，三叉神経第3枝の下顎神経です．

下顎神経は，種々の分岐枝を出しながら翼突下顎隙を下方に向かい，下歯槽神経として下顎管に入り，オトガイ神経としてオトガイ孔から皮下に出てきます．このとき，後方から順に，臼後枝，臼歯枝，小臼歯枝と分岐します．さらに，オトガイ孔を出ずに前方に走行したものが切歯枝となり，前歯部の歯の知覚を支配しています．下顎の歯も上顎同様に，一つの神経から分岐した枝によって支配されています．

これらの枝は下顎管直上で互いに吻合し，ついで分岐を繰り返しており，複雑な下歯神経叢を形成しています．この神経叢から分岐した下歯肉枝が骨や歯肉の知覚を支配しています．

ただし，この下歯肉枝は，小臼歯部から前歯部の頬・唇側歯肉部にのみ分布しています．大臼歯部頬側歯肉は，頬神経支配になっていることを，覚えておいてください．

実際の臨床では，下顎大臼歯部に対しては，頬側歯肉から麻酔を行っていくので，自然と頬側歯肉にも麻酔効果が生ずるので問題ないのですが，知識として覚えておきます．

2. 下顎舌側歯肉（図17，18）

下顎舌側歯肉は，前歯部から大臼歯部までいずれも，舌神経が支配しています．舌神経は，卵円孔から約10mm下方で下顎神経より分岐します．この神経は，外側翼突筋と内側翼突の間を前下方に走行し，口腔底へ達します．その後，口腔底へ分布する舌下部神経を分岐したのち舌に入り，舌（前方2/3）の知覚を支配しています．

上下顎ともに，神経支配領域をみてみると，3つのグループに分けられます（図19）．臨床では，麻酔薬が周囲の組織に浸透して麻酔作用が発現するので，「厳密にこの神経に麻酔を」というようなことはありません．しかし，処置を行ううえで的確に麻酔をするためには，どうしても解剖学の知識が必要になります．ここにあげた神経支配領域だけは，ぜひとも押さえておくべき基本知識です．

針の刺入の仕方

1. 刺入部位は？

日常臨床で最も頻繁に使う歯に対する麻酔の刺入点を考えてみます．

麻酔薬が歯の神経に到達すればよいので，粘膜表面からの距離が最も短い根尖部分の粘膜（歯肉唇・頬移行部）を目ざして打つことになります．しかし，この部分は痛点が多く，刺入という点からは好ましくないのです（図20）．痛点が多いという欠点を克服するために，表面麻酔薬を使用するのです．

5章 浸潤麻酔の実際

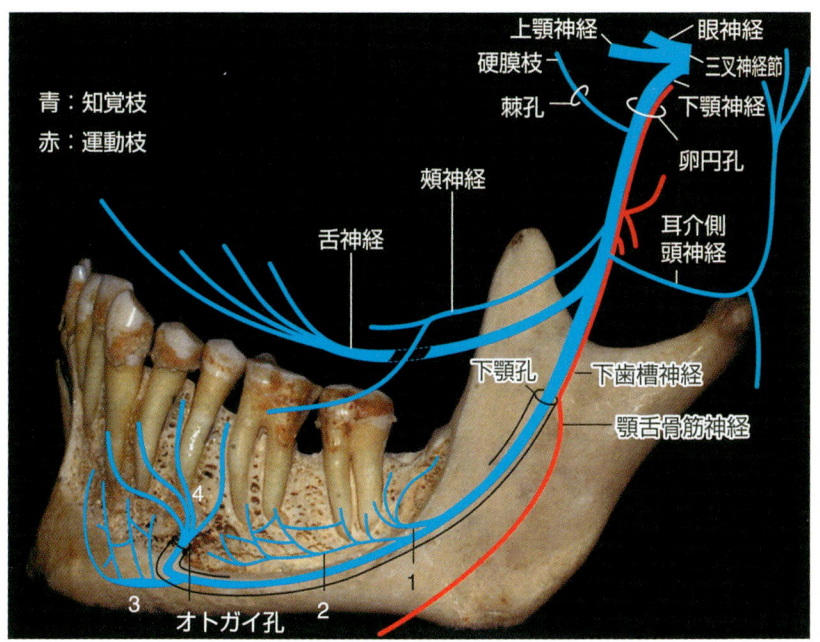

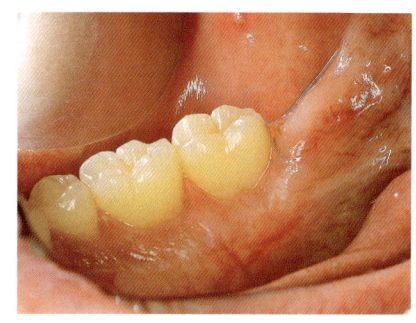

図16 下顎の歯および頰側粘膜の知覚に関与している神経の走行図. 1：臼後枝, 2：臼歯枝, 3：切歯枝, 4：オトガイ枝（文献[7, 33]より）

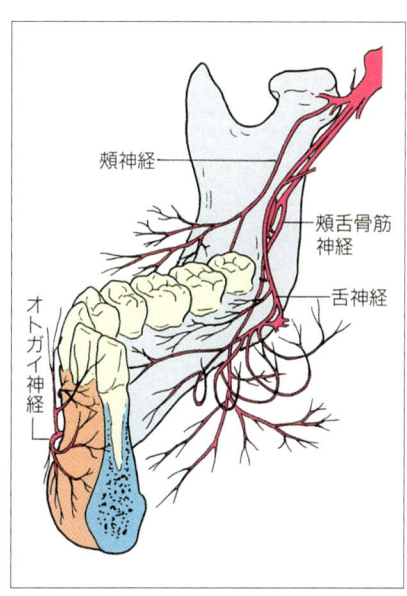

図17, 18 下顎舌側面観と神経の走行の模式図. 粘膜下にはこのように神経が走行していることをイメージしよう

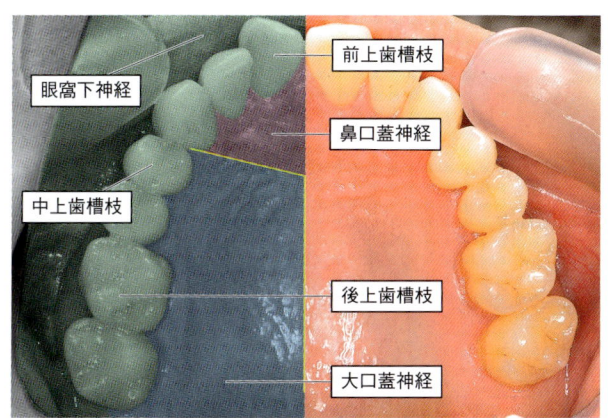

図19 上下顎の神経支配
上顎－緑：上顎歯および頰側歯肉→前, 中, 後上歯槽枝
上顎－赤：前歯部口蓋粘膜（犬歯付近まで）→鼻口蓋管神経
上顎－青：臼歯部口蓋粘膜→大口蓋神経

下顎－緑：下顎歯および頰側歯肉（小臼歯から前歯部）→オトガイ神経（臼後枝, 臼歯枝, 切歯枝, オトガイ枝）
下顎－赤：臼歯部頰側歯肉→頰神経
下顎－青：下顎舌側歯肉→舌神経

　ただし, 浸潤麻酔は頰側歯肉より行っていくので, 下顎においては緑, 赤は同じように麻酔効果が現れる

「痛点の少ない付着歯肉部に刺入したほうがよいのでは？」と考える方もいるかもしれません. しかし, 付着歯肉部は, 根尖からの距離が遠い, 骨膜と強靭な結合組織で結ばれているため麻酔薬を強圧で入れざるをえないなどの理由から, 歯の切削時の第一刺入部位として使用することは, おすすめできません. 図21に浸潤麻酔の実際を示します.

25

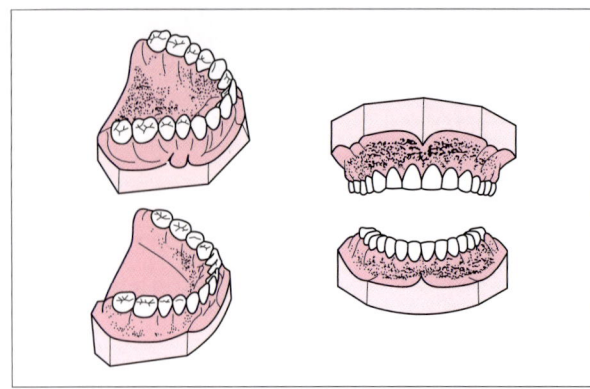

表4　口腔粘膜における痛点分布の特徴

比較対象	痛点の数
前後的比較	前歯部＞臼歯部
上下的比較	歯肉頬（唇）移行部＞歯間乳頭
上顎　唇頰口蓋側の比較	皺壁部＜皺壁溝部
下顎　唇頰舌側の比較	唇頰側≒舌側

図20　麻酔の刺入点となる歯肉頬移行部には意外と痛点が多い．また，臼歯部に比べて前歯部のほうが痛点が多い（文献[32]より）

2. 刺入には3回法を

　粘膜から骨表面まではある程度の距離があります．前述したように，表面麻酔薬を使用しても骨表面まではとどかないので，針を骨表面まで一気に推し進めると，痛みが生じます．そのため，針を組織内に進めていく際に，数回に分けて行うことが推奨されます（図21-5）．

　1回目の刺入：深さは1〜2mmにとどめ，そこで少量の麻酔薬を注入します．このまま2〜3分待ちます．このとき，粘膜が弛緩していると針の挿入がしずらく，何mm刺したかもわかりにくいので，必ず粘膜を緊張させておきます．

　2回目の刺入：同じ部位に同様のことを繰り返すのですが，さらに刺入の深さを増していきます．針先は骨面に向かっていますが，まだ骨膜上には達しないかもしれません．しかし，ここで無理をして針先を進めないで，少量の麻酔薬を注入します．

　3回目の刺入：骨膜上まで達したところで最後の麻酔薬を注入します．このとき，針は骨膜下に進めてはなりません．骨膜下への注入は強圧を必要とするので，大きな痛みを伴います．これをしてしまうと，いままでの手技が台なしになるので，絶対に行ってはいけません．

　このように，刺入の深さを少しずつ増していくと，だいたい3回くらいの刺入で終わることがほとんどです．急いだとしても，2〜3分しか差がありません．たった5〜6分の時間でほとんど痛みのない麻酔ができるので，ぜひともこうした浸潤麻酔法を身につけてください．

3. 針を曲げて使おう

　ディスポーザブル針はかなり細いので，「折れるから絶対に曲げるな！」と学生時代に教わった方もいることと思います．しかし臨床では，さまざまな場所に麻酔をしなければならないので，針を少し曲げて使用する場合が多くあります．針を曲げておくと，刺入点や刺入方向をコントロールしやすいといった利点があるのです．

　もちろん，針の破折といった危険に備えた注意が必要です（P.81）．

浸潤麻酔の実際（図21）

図21-1 ⌊5の遠心側に象牙質まで及ぶカリエスが認められる．カリエスはそれほど大きくないので，CR充填で対応することにし，処置時間は約30分を予定

図21-2 デンタルX写真をもとに，根尖部の位置を想像し，刺入部位を決定する

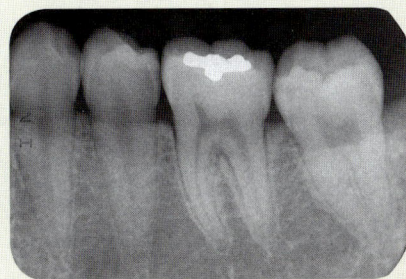
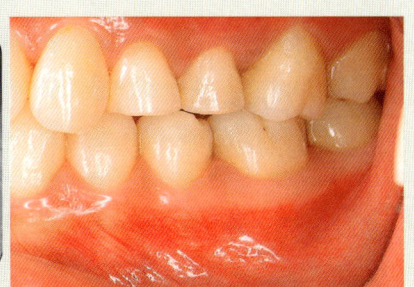

図21-3 塗布部位を乾燥させてから表面麻酔剤を作用させる．塗布後も周囲にロールワッテなどを置き，簡易防湿する．作用時間は3〜5分

図21-4 浸潤麻酔の準備．浸麻針は30〜40°屈曲させる．このとき，カット面のほうに曲げる．そうすると，刺入後に骨面方向にカット面が向く

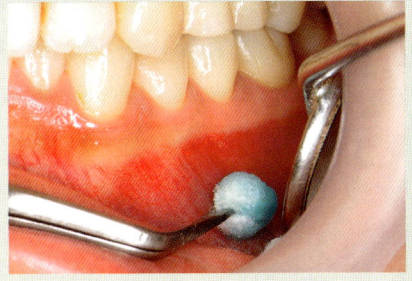
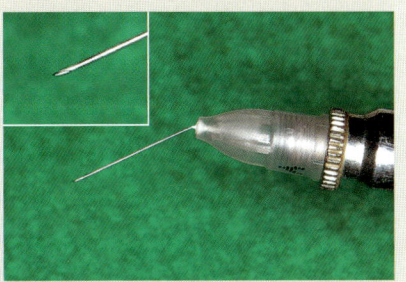

図21-5 浸潤麻酔の3回法のイメージ図．痛くない浸潤麻酔を行うために，しっかりと頭のなかでイメージしておくことが大切．カット面は骨面方向に向けて刺入する

図21-6 術者は9〜10時の方向から浸潤麻酔を行う．④のように浸麻針を曲げているので，無理な姿勢になっていない

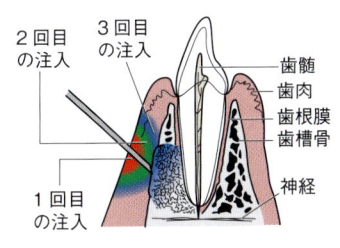
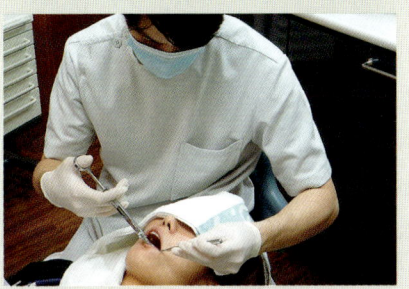

図21-7 1回目の刺入．粘膜の表層への麻酔なので，針の方向と歯肉が平行になるように位置づける．針を刺すのではなく，左手のミラーを緩めると粘膜の緊張が緩み，わずかに針が刺入される

図21-8 1回目の刺入が終了した所．粘膜がわずかに膨らんでいるのがわかる．2, 3回目は，この楕円の範囲内に針を刺入すれば，刺入時の痛みは感じない

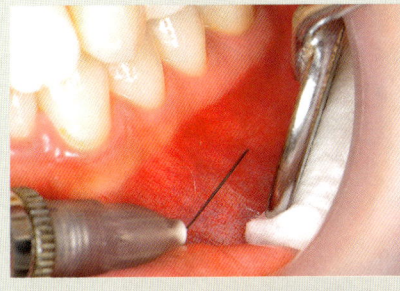
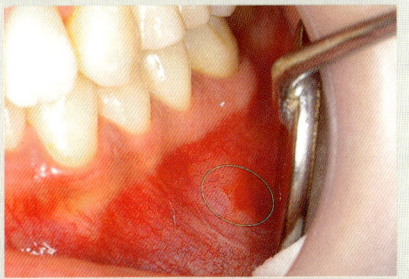

図21-9 2回目，3回目の刺入．徐々に麻酔深度を深くしていくので，根尖方向に針を進める．麻酔薬はゆっくりと注入する

図21-10 実際に使用した麻酔量は約0.4ml．痛みなどの急性症状もなく，処置時間は30分の予定なので，このくらいの量で十分と考えられる

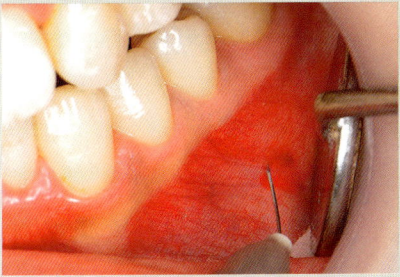
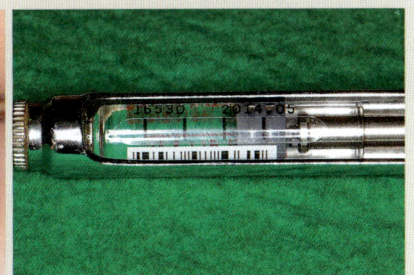

図21-11 上顎大臼歯部への麻酔．下顎小臼歯と同様に9時の方向から行う

図21-12 針を屈曲させているので，根尖方向に針先が向いている．無理なく浸潤麻酔が行える

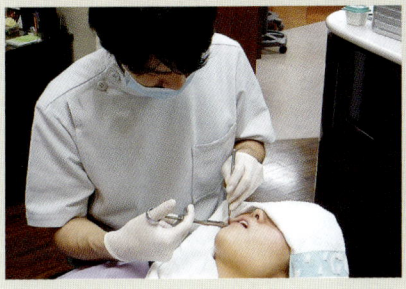
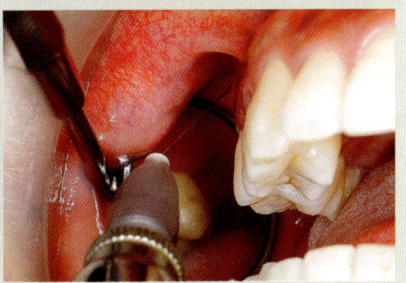

6章 投与量と持続時間

投与量および持続時間

1. 投与量はどのくらいか？

針の刺入後,「麻酔薬はどのぐらい注入すればよいのか？」が問題になります.

臨床の場では,「これだけ使用すればよいという決まった量はありません」というのがその答えです.

実際,麻酔薬についている添付文書の[用法・用量]をみても,「通常成人では0.3～1.8 mlを使用する」とかなり幅のある書き方がされています.これは,処置内容,麻酔を行う部位の組織の状態,顎骨の厚み,患者さんの性別,体格などのさまざまな要件がかかわってくるからです.

2％キシロカインの奏効時間の一例を表5に示します.同じ部位に同じ量の麻酔薬を注入したとしても,奏効時間に約20～30分の差が生ずるのです.

ただ,注目してほしいのが注入量です.0.6 mlで,約45～70分の奏効時間があります.一般的なカリエス処置,抜髄処置などでは十分な時間だと考えられます.歯の切削時における麻酔量としては,0.5 ml前後(一般成人)なので,通常は問題は生じません.

2. 投与量にかかわる条件を考えよう

麻酔は,単に除痛をすればよいというのではなく,より快適に,安全に,有効にという「質」で考えるべきです.そのためには,患者さん側の条件と処置内容の条件を術者として理解しておく必要があります.

投与量を決定するときには,次のような条件を参考にします.

① **患者さんの年齢や性別,歯や顎骨の大きさや質はどうか？**

大まかにいって,小児,若年者,成人になるにつれて皮質骨は緻密になり,薬液の浸透がしにくくなります.また,女性よりも男性のほうが効きにくい傾向があります.

② **どんな治療をするのか？** (図22)

SRPなどの歯肉を中心とした麻酔なのか,歯や顎骨を中心とした麻酔なのかによっても変わります.粘膜組織のほうが神経遮断有効濃度が低いので,少量の麻酔薬で処置が可能になります.

③ **麻酔をしようとしている部位は？** (図23, 24)

特に注意が必要になるのは下顎臼歯部です.

上顎および下顎前・小臼歯部では皮質骨の厚さが0.5～2 mmと薄く,歯槽骨表面から根尖部までの距離も2～4 mmと大きくありません.しかし,下顎大臼歯部では,皮質骨の厚さが2～4 mm,歯槽骨表面から根尖部までは4～8 mmと大きくなり,浸潤しにくい環境になっています.このような部位では,麻酔量を多めに使用する必要があります.

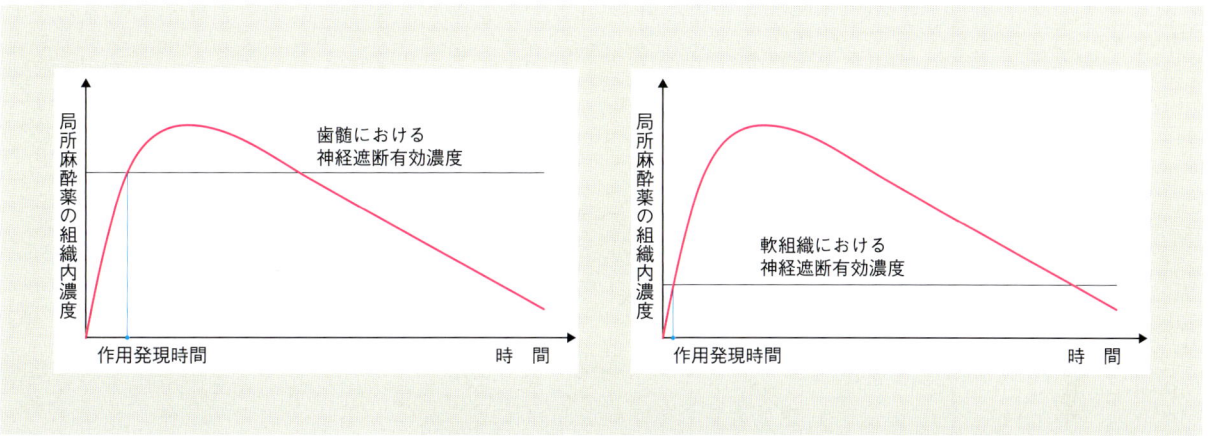

表5 2%キシロカインの奏効時間の例

患者	23歳，女性		30歳，男性	
体重	47 kg		80 kg	
部位	6	4	6	4
0.3 ml	33分	22分	18分	20分
0.6 ml	70分	71分	45分	47分

いずれも，効果発現から処置可能な奏効時間を示す．このようなデータをとっておき，処置に見合う麻酔量を推測しておく．個人差はあるが，少量の麻酔薬で十分な麻酔効果が得られることがわかるだろう

図22 歯髄と軟組織における神経遮断有効濃度の比較．軟組織のほうが有効濃度も低く作用発現も早い

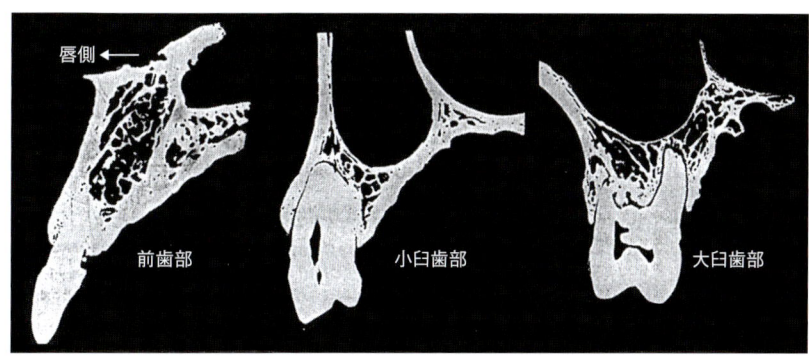

図23 上顎骨と歯の断面図．皮質骨は全体的に薄く，骨表面から根尖までの距離も短い（文献[34]より）

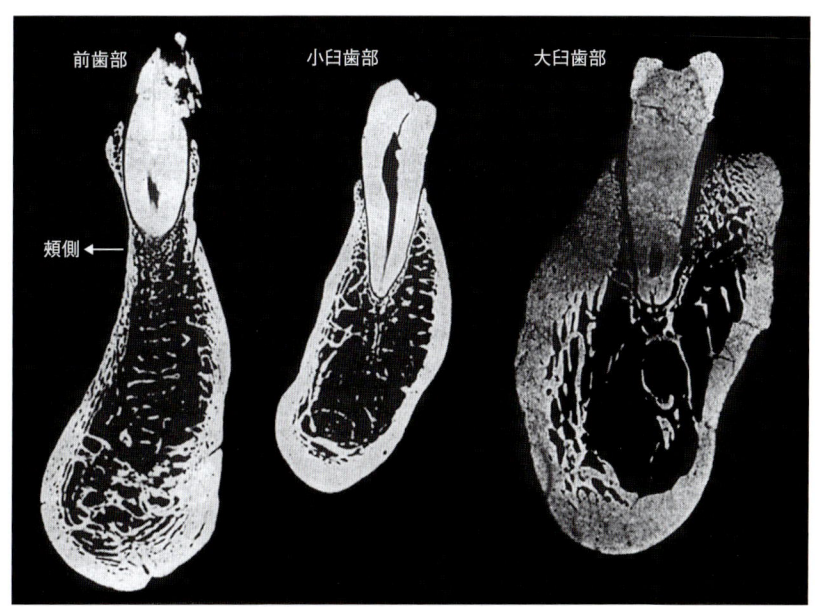

図24 下顎骨と歯の断面図．臼歯部にいくにしたがって皮質骨が厚くなり，根尖までの距離も遠くなる（文献[35]より）

④　どのぐらいの麻酔時間が必要か？

たとえばカリエス処置なら30分，埋伏抜歯なら1時間30分など処置内容によって時間が大きく異なります．

もちろん，術者の経験値によっても処置時間が変わるわけですから，自分がどのぐらいの時間が必要か？ということを想定して，麻酔量を増減しましょう．

⑤　麻酔をする部位に炎症はあるか？

前述したように，炎症組織では麻酔が効きずらくなっています．炎症組織への麻酔を行った経験のある人は，「麻酔が効かない」という体験を必ずしていると思います．

炎症の強さにもよりますが，カートリッジ1本（1.8ml）を全部使うこともあります．

この5つの項目は，麻酔を行う前に，頭の中，ときには書き出してチェックをしておきます．麻酔が効く，効かないについては，投与量のほかにも麻酔方法の選択なども関係してくるため，後述する第3編を参照してください．

Check 第3編・1章・2章

注入速度

麻酔薬の注入に際しては，いかなる場合もゆっくりと行うようにします（表6）．

強圧による注入では，痛みが強いだけでなく，組織破壊による隣接組織への麻酔薬の膨出と貯留をきたすため，麻酔薬の拡散を妨げて，効果も得にくくなります．

3回目の注入速度の目安としては，0.3〜0.5mlを約30秒というゆっくりとしたペースで注入するようにしましょう（電動注射器については，P.34参照）．

麻酔の待ち時間

ここまでくれば，あとは麻酔薬が浸透してくれるのをただただ待つだけです．

臨床の現場では，麻酔が効いたかどうかを判断する手法は，エア診ぐらいしかありません．カリエスなどで，患者さんが「しみる」という歯を処置する場合には，麻酔後エアをかけて確認できますが，一般的には，処置をスタートしてからの患者さんの訴えと反応をみるしか方法はありません．

しかし，せっかくここまで，いろいろなことに配慮して無痛的に麻酔をしようと試みているわけですから，できるだけ麻酔薬が浸透するための時間を待つようにしたいものです．

一般的には，奏効までに最低でも約3〜5分かかるといわれています．

表6　注入速度の一例（1 mlオーラ注，針31 G）

術者	時間
電動注射器・オーラスター®（MID）	2分28秒
A（卒後2年）の歯科医師	1分47秒
B（卒後10年）の歯科医師	2分23秒

　ただ，投与量の項でも示したように，奏効までの時間はさまざまな条件によって変化するので，5〜10分おくとより安全なので，しっかり待ちます．

　前述したように，この時間を黙ってすごすのではなく，信頼関係を構築すべく，今回行う処置の説明をしたり，今後の見通しを話したりなど，有効に時間を使いたいものです．

術後の持続時間

　ほとんどの場合，麻酔下で処置が終わったあとにも，麻酔効果は持続しています．

　患者さんのなかには，長すぎる持続時間に不快感を表す方も見受けられます．**表5**を一つの参考にして，患者さんに「あと何分ぐらいで麻酔がきれると思います」と伝えてあげましょう．

　ただし，個人差があるので，前述したように，次回来院時に，「どのぐらいで麻酔がきれましたか？」と問診をして，長かったのか短かったのかなど，カルテに記入しておくことも大切です．そのような情報から，次に麻酔をするときに投与量を考えて打つことが「麻酔の質」を上げることにつながります．

　筆者の場合，0.5 mlの使用なら，「処置後30分〜1時間ぐらいで切れます」「それまでは感覚が鈍くなっているので，舌や粘膜を咬まないように注意してください」とお伝えしています．

COLUMN 2

血管収縮薬/カートリッジ何本まで使える？

　局所麻酔薬の使用で問題となるのは，血管収縮薬（アドレナリン）です．最も頻用されている2％キシロカインカートリッジ（1/8アドレナリン添加）には，アドレナリンが22.5 μg含有されています．アドレナリンの安全使用量は200 μgなので，理論上は9本まで使用可能です．

　ただし，中等度の循環器系疾患の患者さんでは，45 μgまでとされているので，2本が限界になります（重度の場合，20 μgなので約1本）．

　通常の臨床では，2本のカートリッジ（1.8 ml）で埋伏抜歯やインプラント体の植立も十分できるので，よほどの全身疾患がないかぎり，2本までは安心して使用できるということになります．

7章 麻酔に必要な器材と麻酔薬の理解

局所麻酔薬

1. 麻酔薬の種類

局所麻酔薬には，化学構造上，芳香族とアミン類をつなぐ中間鎖の構造により分類される，アミド型とエステル型があると説明しました（図25）．前述したように，一般的に，アミド型のほうがエステル型よりもアレルギー反応が起こりにくいとされており，現在，歯科臨床で用いられている局所麻酔薬は，ほとんどがアミド型です．

歯科での局所麻酔は，槽間中隔，歯根膜内など，ある程度の圧力をかけて浸潤麻酔を行うので，カートリッジ製剤が頻用されています（図26，27）．

2. 歯科用局所麻酔薬の特性

歯科用の局所麻酔薬は，医科用のものに比べて比較的高濃度のものが用いられており，さらに組織内で高濃度を保つように，血管収縮薬が添加されています．カートリッジ製剤には，そのほかに防腐薬，酸化防止薬，pH調整薬なども含まれています（表7）．

Check COLUMN 4

防腐薬としては，一般にメチルパラベンが使用されていますがメチルパラベンそのものがアレルギーを起こしやすいといわれています（P.37参照）．また，最近では，いわゆるアスピリン喘息の誘発物質としても知られています．

酸化防止薬として含有されているピロ亜硫酸ナトリウムも，メチルパラベンほどではありませんが，アレルギーやアスピリン喘息を誘発する可能性があります．

3. 血管収縮薬

歯科臨床において，局所麻酔薬の使用で全身的に問題となるのは，麻酔薬そのものよりもそれに含有されている血管収縮薬です．

現在，歯科用局所麻酔薬に添加されている血管収縮薬には，アドレナリンとフェリプレシンの2種類があります．それぞれ特徴があるので，症例によって使い分けできるように，知識を整理しておきましょう．

① アドレナリン

アドレナリンは，交感神経を作動させるので，生体内において末梢血管収縮，心拍数増加，心筋収縮力増加，糖質代謝促進（血糖の上昇）など，さまざまな変化を引き起こします．特に，循環への影響が比較的大きいということを覚えておきましょう（表8）．

② フェリプレシン

フェリプレシンは，交感神経刺激作用がないので，循環器系疾患を保有する患者さん，内分泌系疾患の患者さんなどに適しているとされています．しかし，冠状動脈収縮作用があるため，虚血性心疾患を有する方には注意が必要です（図28）．

図25 局所麻酔薬はベンゼン環，アミノ基，中間鎖の3つの基本構造からなりたっている．中間鎖の構造の違いでアミド型とエステル型に分かれる（文献[12]より）

図26 麻酔に必要な道具．上から注射針，麻酔カートリッジ，注射筒

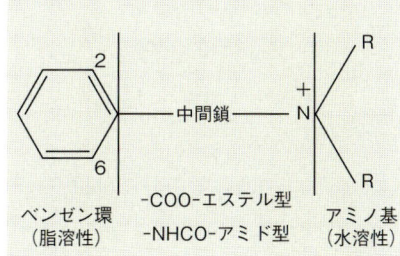
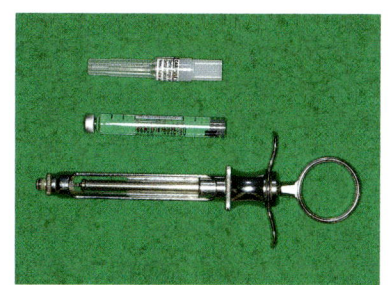

図27 麻酔薬にはアンプル，カートリッジ，バイアルの種類がある．一般臨床では主としてカートリッジタイプが使われる

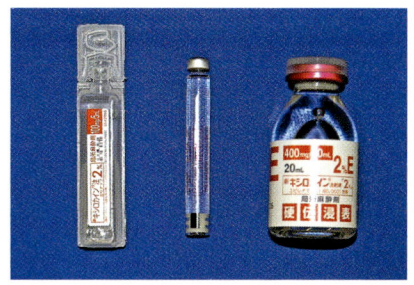

表7 注射用製剤の構成成分
① 局所麻酔薬
② 血管収縮薬
③ 防腐薬
④ 酸化防止薬
⑤ pH調整薬
⑥ その他

表8 カテコールアミンによる変化

α1：末梢血管収縮（おもに動脈系）
α2：交感神経末端におけるノルアドレナリン放出抑制，インスリン分泌抑制
β1：心拍数増加，心筋収縮力増加，脂肪代謝促進
β2：骨格筋血管拡張，糖質代謝促進（血糖上昇），気管支拡張

アドレナリンはすべての作用をもち，量依存性に心拍数と心筋収縮力が増して心筋酸素消費量が増加するが，血圧はさほど上昇しない．また，血糖値が上昇する

表9 血管収縮薬添加の目的
① 麻酔効果の増強
② 出血量の減少
③ 術野の明視
④ 作用時間の延長
⑤ 局所麻酔薬の投与量の減少
⑥ 中毒の予防

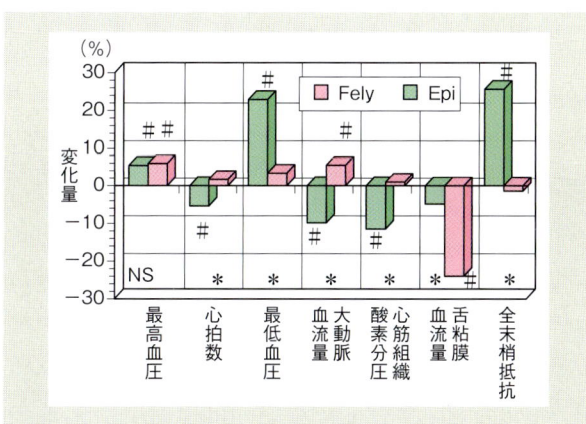
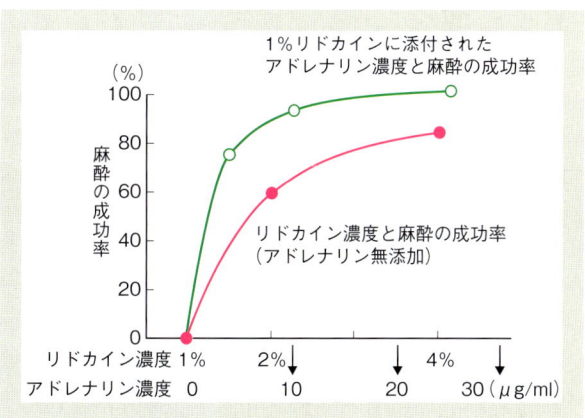

図28 フェリプレシンとアドレナリン投与後の循環の変化．フェリプレシンは心拍数や心筋酸素分圧を低下させるので，心臓に対する作用が顕著である

図29 浸潤麻酔の成功率への局所麻酔濃度とアドレナリン濃度の影響．局所麻酔薬の濃度を上げるよりも血管収縮薬（アドレナリン）を添加したほうが成功率が高くなる

血管収縮薬の添加の目的を表9を示しましたが，最も大きな利点は麻酔効果が増強されることです．図29は，血管収縮薬を添加したものと添加していないものとの麻酔の成功率を比較したものです．

しかし，よいことばかりではありません．血管収縮薬は，血管内に吸収され，循環，呼吸，代謝などの全身的な影響を現すので，全身的偶発症を引き起こす一つの要因になるからです．

注射器の特性を理解しよう

1. 注射器の種類

現在広く普及しているのは，麻酔カートリッジを装填して用いる金属製の注射筒です．これは，歯科用に開発された注射器で，プランジャー（ピストン）の先端やホルダーの形態，注射器と注射針との接続部などにより多くの種類があります．非吸引式，吸引式の2種類に分類されます（図30）．

① 非吸引式カートリッジ用注射器 (図30-上)

プランジャーの先端が平坦になっているため，吸引操作は行えず，したがって吸引テストはできませんが，日常臨床で浸潤麻酔を行う際には問題なく使用することができます．使用後にカートリッジを注射器からはずすのは非常に簡単です．

② 吸引式カートリッジ用注射器 (図30-下)

このタイプは，血液吸引テストができるように，プランジャーの先端が螺旋状や銛状で，カートリッジのゴム栓にしっかりと差し込めるようになっています．また，吸引テストを行う際に，プランジャーを後方に引くので，ハンドルはリング型になっています．

ゴム栓が引っ張られて陰圧が生ずる前にカートリッジ自身が後方に移動することもあるので，反対側の手でカートリッジを抑えるなどの工夫が必要になります．

③ 自動吸引式カートリッジ用注射器 (図31, 32)

この注射器は，カートリッジ先端のゴム膜を外から押して陥凹させ，その復元時に生ずるカートリッジ内の陰圧によって血液が自動的に吸引されるようになっています．

反対側の手でカートリッジを固定するといったことは必要ないので，あると便利な注射器です．

2. 特殊な注射器

上記に示した注射器があれば，どの処置にも対応できます．しかし，より安全に痛みを少なくということで，ほかにもさまざまな種類のものがあります．

① 歯根膜内注射器 (図33)

歯根膜内麻酔のために設計されたもので，歯と骨との間の歯根膜に少量の麻酔薬を低圧でゆっくりと確実に注入できる機能が備わっている注射器です．

② 電動注射器 (図34)

プランジャーの動きを電動として，一定の加圧と注入速度が得られるようにした注射器です（1mlを60～200秒で注入）．注入時間は長くかかりますが，注入圧がコントロールされているので，痛みの軽減につながります．

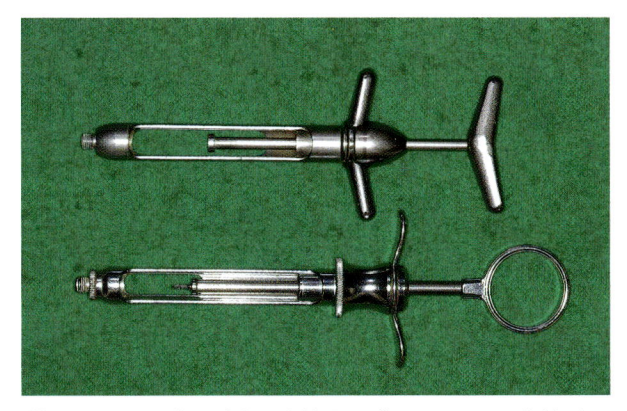

図30　上段は非吸引式の注射器．プランジャーの先端が平坦になっている．下段は吸引式注射器．プランジャーの先端が銛状で，ハンドルがリング型になっている

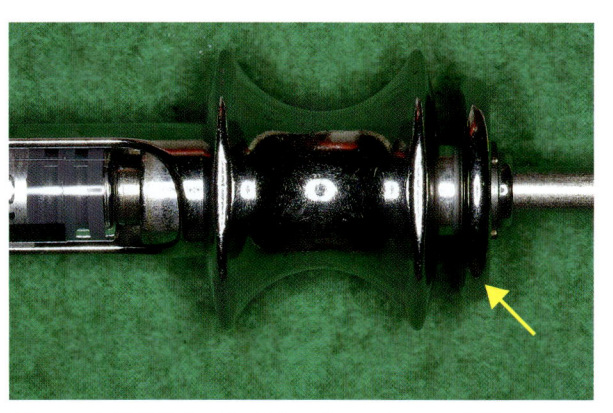

図31　自動吸引式の注射器．プランジャーの周囲にカートリッジ本体のみを押す機構が付与されている（矢印．P.71, 図4-9参照）

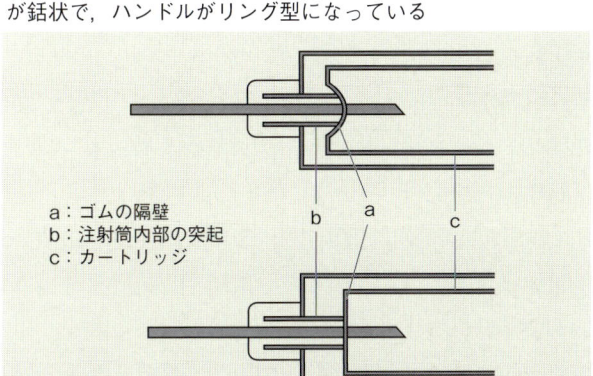

図32　自動吸引式注射器の原理．図31の矢印部分を押すとカートリッジのみが押され，カートリッジ内が陽圧になる．放すと弾性でゴムが戻り陰圧が生じ血液が吸引される（文献[37]より）

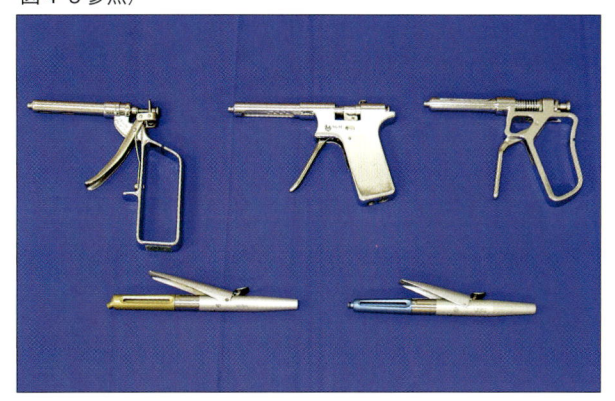

a：ゴムの隔壁
b：注射筒内部の突起
c：カートリッジ

図33　歯根膜内注射器

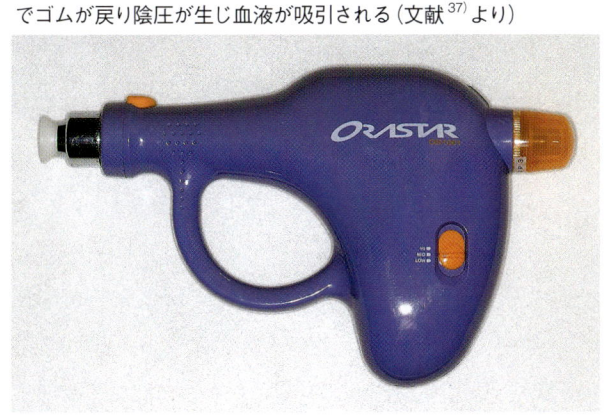

図34　注入量を3段階に調整できる電動注射器．商品名はオーラースター（昭和薬品化工）

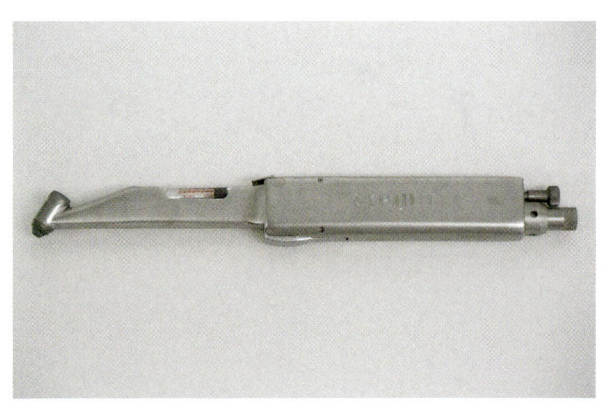

図35　針のない注射器．商品名はシリジェット（販売：茂久田商会）

③ 無針注射器（図35）

小さな開口部から強圧で液を噴射させて皮膚や粘膜に浸透させる原理ですが，現在のところ，麻酔効果は粘膜内にとどまり，表面麻酔の効果しか期待できません．

注射器一つでもさまざまなものがあります．まずは自分が使用している注射器がどのような形態のものかということを必ずチェックしておきます．下顎孔伝達麻酔の際には血液吸引試験が必ず必要になるので，吸引式の注射器を使用するようにします．

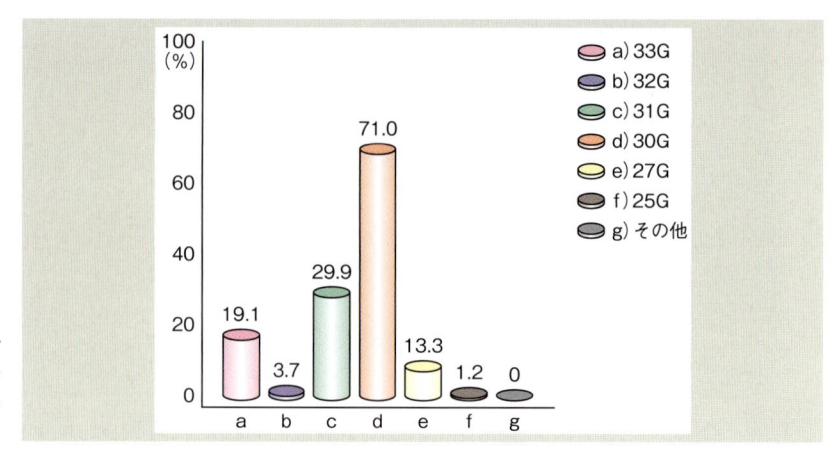

図36 開業歯科医師に対するアンケート調査の結果．刺入時の痛みを抑える目的で比較的細い針が選択されている（文献[3]より）

注射針を理解しよう

1. 針の種類および選択

歯科用注射針には，浸潤麻酔用と伝達麻酔用があり，針の太さは5種類，長さは3種類あります．

注射針の太さと刺入時の痛みに関する研究では，31Gと27Gの間に有意差は認められないとされていますが，臨床の現場ではやはり細い針が選択されている傾向があります（図36）．

細い針は，①組織内で曲がりやすい，②細い血管でも刺入，穿通しやすい，③血液を吸引しにくい，④折れやすいなどといった欠点もあります．これらのことを考えると，浸潤麻酔では，27～30G（S）を選択するのが適当と思われます．

伝達麻酔においては，血液吸引試験が行えるように25～27G（L）を選択します．

2. 針の形状

注射針の先端は3面にカットされていて，やじりのように尖っています．非常に鋭利なため刺入がスムーズなのですが，弱いため，いったん骨に当たると，先端がつぶれてしまいます（図37）．また，たとえ粘膜であっても，3回以上刺入すると針は鈍化するといわれています．

ダメージを受けた針を無理に使用するとトラブルのもとになるので，取り扱いには十分注意します．

3. 注射針の太さの単位／ゲージ（G）

一般的な（G）という単位は，1インチ（25.4mm）の何分の1かを表しています．たとえば「30G→1/30インチ＝1/30×25.4mm→約0.85mm」という計算になりますが，注射針の場合は規格化されていて，30G→0.3mm，27G→0.4mmです．注射針の太さの規格（Needle wire gauge）で示されています．数字が大きくなるにつれて，針が細くなるということを覚えておきましょう（表10）．

表10　歯科用ディスポーザブル注射針の規格

規格	33G, ES	31G, ES	30G, S	30G, L	27G, S	S27G, L	25G, L
針径	0.26mm	0.28mm	0.3mm	0.3mm	0.4mm	0.4mm	0.5mm
針の長さ	12mm	12mm	21mm	25mm	21mm	30mm	30mm
適用	浸潤麻酔用	浸潤麻酔用	浸潤麻酔用	浸潤麻酔用	浸潤麻酔用	伝達麻酔用	伝達麻酔用

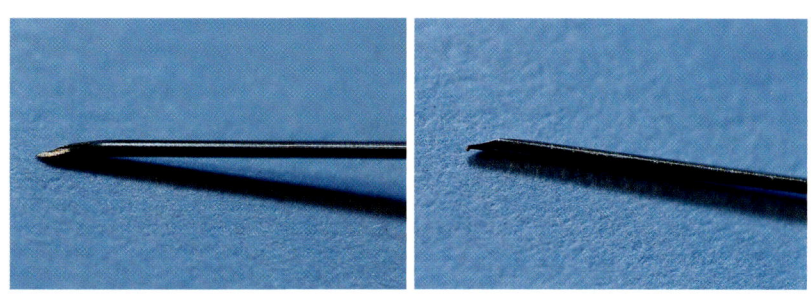

図37　使用前の針の先端はかなり鋭利になっているが，右は骨に当てた後の状態で，先端がめくれてしまい，鋭利さがなくなっている

COLUMN 3

アドレナリンVSフェリプレシン

　アドレナリンとフェリプレシンを比較すると，フェリプレシンのほうが優れているように感じますが，フェリプレシンは血管収縮作用が弱いため，麻酔作用の増強効果や麻酔の持続時間においてアドレナリンよりも劣ります．

　循環動態に影響を及ぼす因子には，血管収縮薬以外にストレスもあります（P.14参照）．麻酔がしっかりと効かないことが原因で，患者さんに疼痛や精神的ストレスを与えてしまうと，交感神経が刺激され，副腎髄質からアドレナリンが分泌され，循環動態に影響を及ぼします．

　特に，血管収縮薬などの外因性のものよりも，副腎髄質からの内因性の場合が影響が強いとされているので，不確実な麻酔よりも確実に麻酔を効かせるほうが安心という考え方もできます．

　患者さんへの使用に際しては，疾患の状態，期待する麻酔効果，投与量における循環の変化の3要因を考えて，総合的に判断するようにします．

COLUMN 4

表面麻酔とアレルギー

　アミノ安息香酸エチル製剤（有効成分の一般名・ベンゾカイン）は，アミド製剤よりもアレルギーを起こしやすいとされています．これは，メチルパラベンに化学式が似ているためです．メチルパラベンは，化粧品，その他の日常用品に含有されていて，使用者が知らない間に感作されていることがあります．このような患者さんにアミノ安息香酸エチル製剤を使用すると，アレルギーを生じさせるといわれています．ただし，現在のところ実際の報告はないので，臨床上は問題なく使用できます．

第2編　目的によって 麻酔法を使い分ける

　日常臨床では，カリエス処置，抜歯などの外科処置など，さまざまな処置を行いますが，一つの手順をマスターしたとしても，対応できません．なぜなら，臨床の場では同じように見える症例でも，個人個人の条件が異なっているので，いわゆる「教科書どおり」にはいかず，常に新しい経験の連続だからです．つまり，どの症例もが応用問題なのです．

　この応用問題を解くためには，基本的な知識をもとに，どのように活用するかを考えなければなりません．局所麻酔でいえば「どの部分にどのように麻酔を奏効させるか？」ということを術者がしっかりと考えることが必要とされるので，ただ漠然と局所麻酔を行っても，決して自分が期待している効果は得られないでしょう．また，患者さんに与える負担も大きくなることが予想されます．そのためにも，最小限の侵襲で効率のよい麻酔が行えるように，考え方の基本をまずは身につけていただきたいと思います．また，それを臨床に応用する麻酔手技のテクニックも，同時に習得してください．

1章 カリエス処置・抜髄・支台歯形成時の麻酔

■ すべての基本は浸潤麻酔

カリエス，抜髄，支台歯形成などは，処置の目的は違いますが，「歯に対する処置」という点では同じなので，麻酔方法もすべて浸潤麻酔です．

通常の臨床において浸潤麻酔で対応できない症例はほとんどないでしょう．しかしながら，麻酔部位の炎症の有無，解剖学的な問題などさまざまな因子によって麻酔効果は左右されるので，通常の浸潤麻酔以外の方法についても理解しておくことが大切です．

■ 上下顎前歯部から小臼歯部の場合

この部位で麻酔が効かないということは，ほとんどありません．急性化膿性歯髄炎のような炎症がある場合でも，通常の浸潤麻酔で処置が可能です．「麻酔が効かない」としたら，ほとんどが麻酔技術に基因するものなので，効かなかった場合には，次の2点をまず確認します．

① X線写真による根尖の位置の確認 (図1～4)．

浸潤麻酔は，根尖部付近に麻酔薬が浸透していくことが基本です．患者さんによって歯根の長さ，歯根の彎曲などの条件はさまざまなので，刺入点の位置，針の挿入方向などを確認します．

② 針の挿入方向の確認 (図5～7)．

麻酔は根尖相当部に向かって打っていきますが，歯肉と骨に隠れているため，実際にはおおよその目測で麻酔をしなければなりません．このとき，「根尖付近に……」という思いが強すぎると，骨と針が平行に近い状態で進んでいくことがあります．

このような針の進め方をして麻酔薬を注入しても，なかなか骨のほうに浸透せず，麻酔効果が現れないことがあります．特に，上顎では，唇側の骨が大きく陥凹している場合もあるので，注意が必要です．

■ 上顎大臼歯部の場合 (図8～10)

上顎大臼歯部では通常の浸潤麻酔で問題なく処置が可能ですが，まれに麻酔が効かないことがあります．上顎骨は皮質骨も薄く，多孔性なので，頬側から麻酔薬が浸透して麻酔効果が現れますが，歯根の離開度が大きいと口蓋根の知覚が残る場合があります．このようなときには，口蓋側からの浸潤麻酔も併用しなければなりません．

処置前に麻酔を行うのも一つの方法ですが，口蓋側は骨膜と口蓋粘膜が密に結合しているため，麻酔時にかなりの痛みを生じさせてしまうので，あまり得策ではありません．処置を開始してから，患者さんが「痛い」といったときに併用するというのが現状です．

しかし，急性の歯髄炎では炎症が強いため，通常の麻酔では効かないことがあるので，この場合には，処置前に口蓋側に浸潤麻酔をしておくほうが安心だと思います．また，ごくまれにですが上顎第一小臼歯の処置でも，口蓋側の麻酔が必要なこともあります．

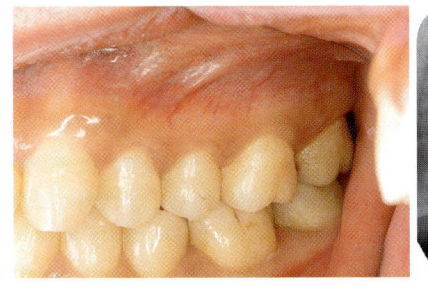

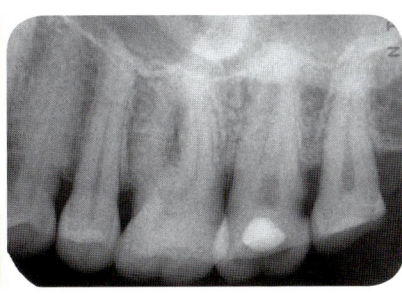

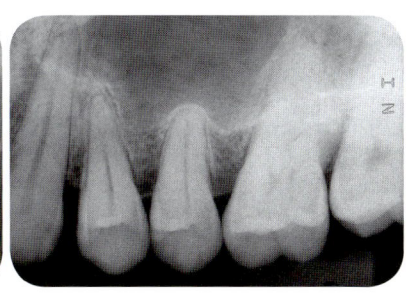

1章　カリエス処置・抜髄・支台歯形成時の麻酔

図1　左側方面観．口腔内ではこの状態から根尖部を想像しなければならない
図2　比較的歯根の長い症例．かなり深い位置に麻酔をしなければならない
図3　歯根の短い症例．図2のように深い位置に麻酔をしなくても十分に効く
図4　根尖が彎曲している症例．通常よりも少し近心によせて刺入しなければならない 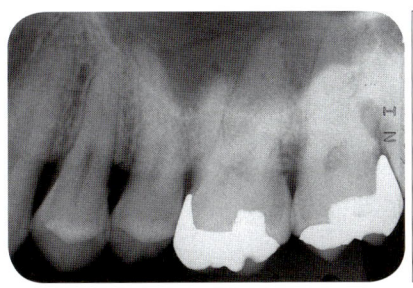 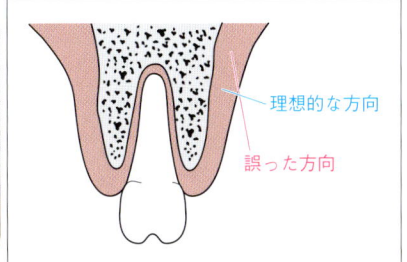
図5　刺入点が同じでも，針の進む方向を誤ると，麻酔効果が得られない
図6　|5 相当部の骨形態（前頭面）．頬側の骨の陥凹が認められない 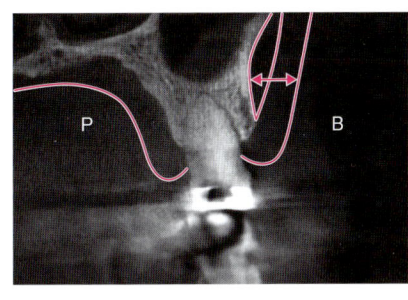 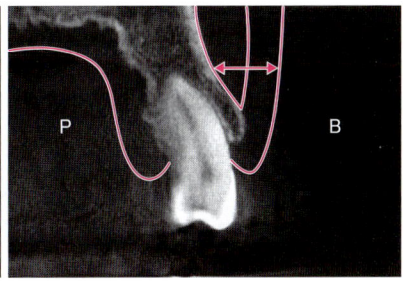
図7　|5 相当部の骨形態（前頭面）．頬側の骨が陥凹しているので，針を進める方向に気をつけなければならない（粘膜から根尖付近までの距離の違いに注目）
図8　|6 相当の骨形態（前頭面）．歯根離開はあるが，頬側からの浸潤麻酔で対応できると思われる 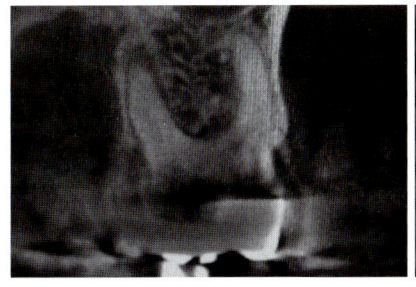 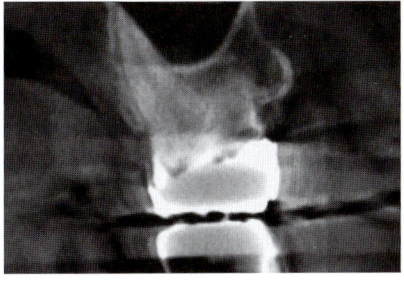 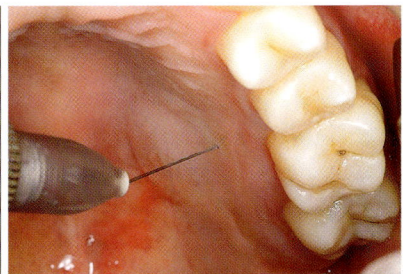
図9　|6 相当部の骨形態．歯根の離開度が大きいうえに口蓋根が長く，上顎洞が入り込んでおり，頬側からの麻酔だけでは対応が難しそうである
図10　図9のような症例では，口蓋根の根尖相当部への浸潤麻酔が必要になる

下顎大臼歯部の場合（図11〜13）

　臨床で最も頭を悩ますのが下顎大臼歯への浸潤麻酔です．炎症の有無にかかわらず，麻酔が効かないことが多々あるのです．その最大の原因は，骨形態と皮質骨の厚さ，つまり解剖学的因子によるものです．

　これについては，術前に触診をすることによって，骨形態の予測をすることがある程度可能なので，麻酔薬の量を増やす，待ち時間を長くするなどの対応が大切です．麻酔薬の量は一般的には，0.5mlぐらいで十分ですが，下顎大臼歯の場合は，1.0〜1.5mlぐらいを使用しています．麻酔後の待ち時間も，約10分と通常よりも長くしています．

　それでも，麻酔が効かないことがあるので，下顎大臼歯が対象となる場合は，次の一手を必ず考えておくことが必要です．

1. 骨小孔に麻酔をしよう（図14, 15）

下顎大臼歯で麻酔が効かないのは，骨内に麻酔薬が浸透していかないためなので，骨内に麻酔薬を入れられれば麻酔が効くということになります．骨表面には「骨小孔」という，麻酔薬が浸透しやすい小さな穴のある部位があります．骨小孔は歯間乳頭部付近に比較的多く存在しているので，この部分に麻酔を行います．

薬液注入にはかなりの強圧が必要で，無痛的な麻酔は望めず，また，不用意に強圧を加えて骨膜を剝離してしまうと，歯肉組織が壊死することもあり，注意が必要です．歯肉に覆われているので，手技的には骨小孔への刺入はかなり難しいのですが，成功すると速効性があります．

2. 歯根膜内麻酔（図16, 17）

歯の神経は，骨内から歯根膜間隙を通って歯髄腔に到達しています．歯根膜間隙が麻酔薬で満たされれば，そこを通過している神経に麻酔が作用するので，確実性が高く，部分的ですが即効性があります．

しかし，この方法も強圧で無理に麻酔薬を注入することから，歯根膜組織を破壊する恐れがあり，好ましくないという見解もあるので，少量の麻酔薬を低圧で確実に注入できる歯根膜用注射器を用いるのが望ましいでしょう．筆者の臨床では，なかなか麻酔が効かない部位に多用している方法です（P.35, 図33参照）．

3. 下顎孔伝達麻酔

Check 第3編・2章

下顎臼歯部において，最も確実性の高い麻酔方法です．しかし，広範囲に麻酔作用が生ずること，麻酔持続時間が長いという欠点から第一選択として選ぶことは臨床の場では少ないと思われます．筆者は，下顎大臼歯で，急性化膿性歯髄炎など炎症症状が強い場合にかぎり，第一選択として使用しています．

4. 髄腔内麻酔法（図18, 19）

抜髄処置で，各種の麻酔方法ではどうしても除痛できないという場合に用いられる方法です．カリエスなどで歯冠崩壊により露髄していればすぐに応用できますが，通常はその状態になる前に痛みで来院していることのほうが多いのです．つまり，抜髄するためには歯を少なからず切削しなければならないので，浸潤麻酔やその他の麻酔が必ず先行します．

切削後，一部露髄させることができても，痛みでその先の処置に進めないときにやむをえずこの方法に頼るわけですが，髄腔内麻酔法では大変な激痛を伴います．また，露髄面に麻酔薬を滴下しても効果は乏しいようなので，麻酔時の激痛は避けられないでしょう．ですから，あくまでも最終手段として選択すべき方法です．

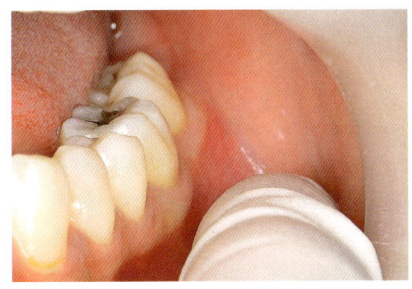

1章 カリエス処置・抜髄・支台歯形成時の麻酔

図11 麻酔前に，頰側の骨形態を触診にて想像する

図12 ⏌7 相当部の骨形態．頰側の骨が張り出しており，皮質骨も厚いので，浸潤麻酔のみでは効かないと思われる

図13 ⏌7 相当部の骨形態．頰側の骨の張り出しはないが，皮質骨がしっかりしているので，浸潤麻酔が効きずらい

図14 骨表面には，骨小孔という小さな穴がある．上顎大臼歯部は前歯部についで比較的多く存在している

図15 下顎大臼歯部にも骨小孔は存在するが，小臼歯に比べて少ない．この部分に麻酔ができれば速効性に効く

図16 歯根膜内麻酔の模式図．注射針のカット面は骨面に向けて挿入する

図17 隅角部から歯間部付近の歯槽骨縁と歯根面の間隙に向けて刺入する

図18 カリエスが歯髄まで達しており，抜髄が必要．自発痛があったため，下顎孔伝達麻酔を選択

図19 髄腔開口まで行ったが，痛みがあり，これ以上処置を進められなかったので，髄腔内麻酔を行った

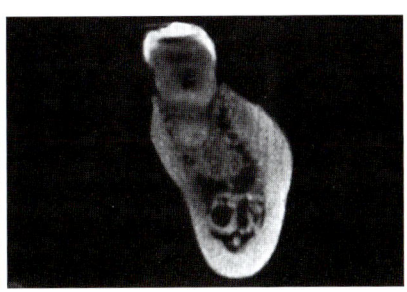

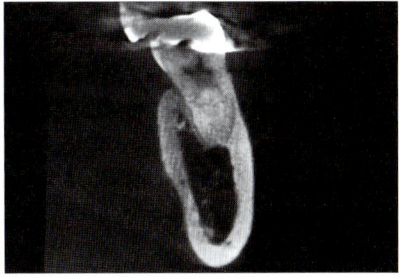

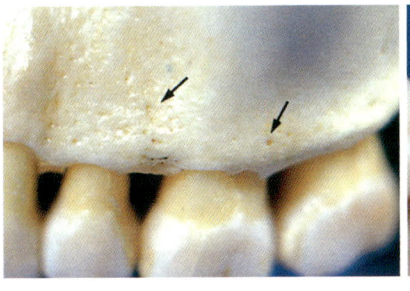

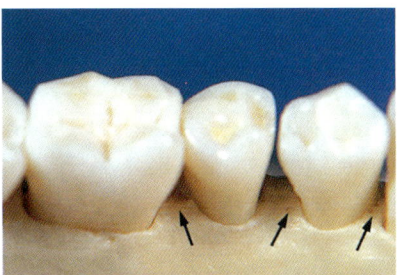

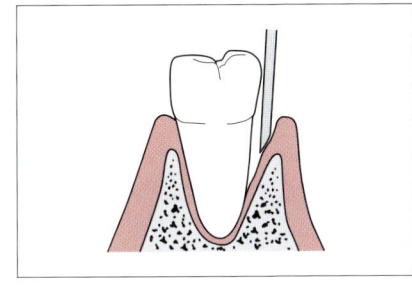

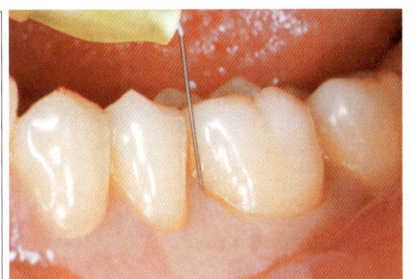

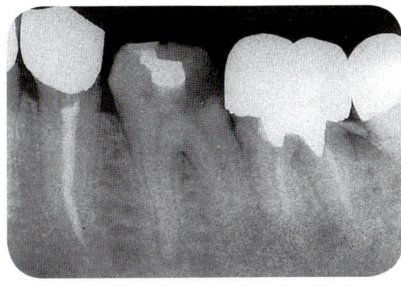

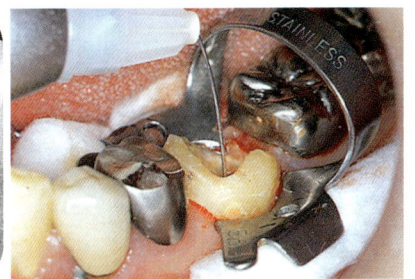

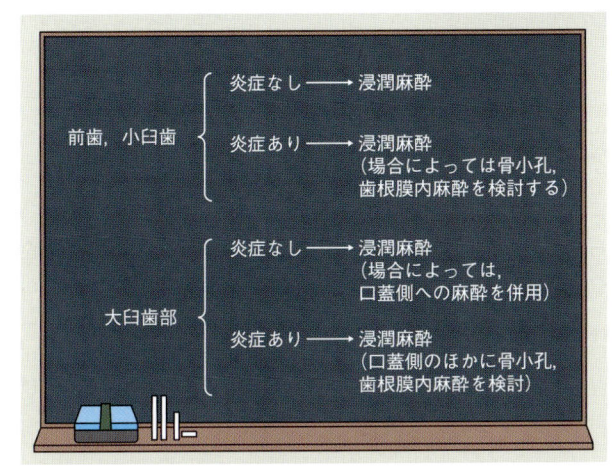

図20 上顎の場合の選択肢

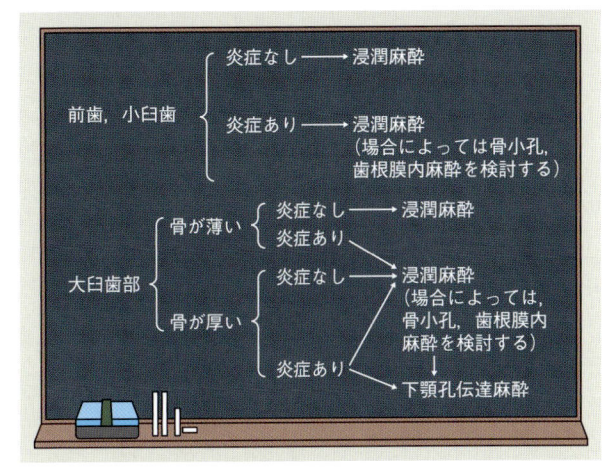

図21 下顎の場合の選択肢

2章 膿瘍切開時の麻酔

膿瘍が形成されるとなぜ痛いのか？

　口腔内の軟組織が腫脹しているときに,「なぜ痛いのか？」という理由を説明できるでしょうか？(図22).

　多くの方が,「腫れているから……」,「炎症があるから……」と考えていると思います．しかし，これでは膿瘍形成時の麻酔の注意点がみえてきません.

　前述したように，麻酔時の痛みの原因としては，針の刺入と麻酔薬の注入の2つがあります（P11.参照）．膿瘍が形成されているということは，麻酔薬が注入されているときと同じ状態になっていると考えれば理解しやすいでしょう（図23, 24）.

　膿瘍はさまざまな部位にできますが，日常的に遭遇する部位としては，歯槽粘膜が最も多いと思います．

　痛みの受容器が多く分布しているのは，粘膜の基底膜の部分と骨膜です．つまり，粘膜固有層，粘膜下組織に膿が貯留していると，粘膜の基底部，骨膜が圧迫されるので痛みが生ずるというわけです．ですから，膿瘍が形成された場合の痛みの理由は，「組織内での内圧の亢進」ということになります．

膿瘍形成時の麻酔をする前に確認すべきこと

1. 膿瘍の種類

　膿瘍の広がりが組織の比較的浅部なのかそれとも深部なのか，あるいはその広がりなども関連して，以下の呼称があります．

① 歯肉膿瘍

　主として歯肉炎や辺縁性歯周炎などに継発して起こり，歯肉粘膜下や歯肉骨膜下の膿が貯留します．

　歯肉に限局して起こるものをいい，圧痛があり，進行するとやがて波動を触れるようになります．

② 歯槽膿瘍

　主として慢性根尖性歯周炎の急性転化によって拡大し，骨膜下に膿瘍を形成します．

　悪化すれば歯槽骨炎を継発し，歯根嚢胞の急性転化や術後性頬部嚢胞なども歯槽膿瘍を形成する疾患です．

　膿瘍を形成する疾患はほかにもあります．また，歯槽粘膜部だけでなく，口腔底，軟口蓋などにも形成されます．形成部によっては，動脈などの脈管系や神経などが存在しており，臨床医が取り扱うには難しく，専門医療機関に委ねる場合もあります．

　しかし，臨床医がよく遭遇する歯周膿瘍，歯槽膿瘍については十分に理解をしておきましょう．

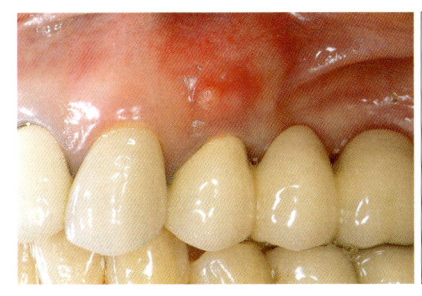

図22 日常臨床で遭遇する膿瘍. 処置方法も大切だが, まず「痛い理由」を考えてみよう

図23 腫脹している部分の模式図. 炎症などが起きている場合には, 内部の組織がどのようになっているか想像できるだろうか？

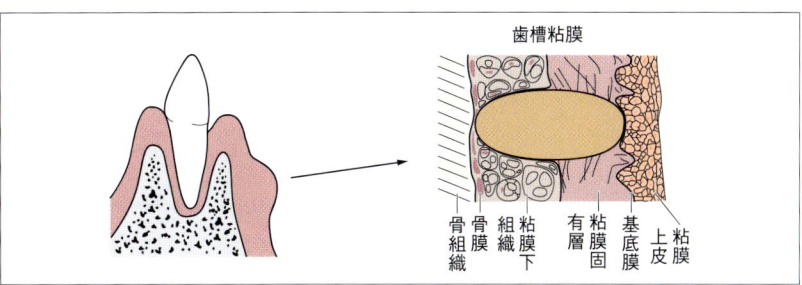

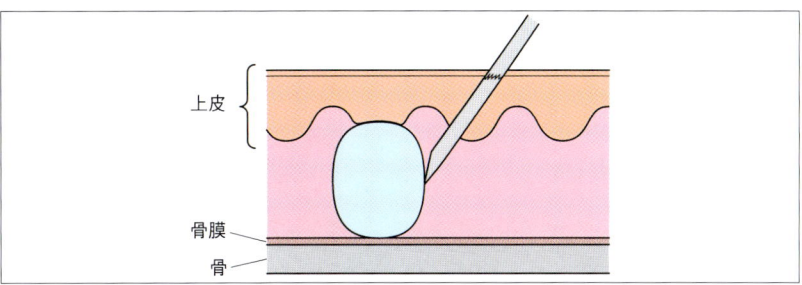

図24 麻酔薬を注入すると, 容積が増え, 基底膜と骨膜が圧迫されるために痛みを感ずる

2. 炎症の程度や膿瘍の範囲を確認する

多くの場合, 膿瘍が形成されていると痛みを伴います. ですから, できるだけ急性炎症の原発部位を診断し, 早期に対応することが望まれます.

部位の特定は, 炎症がひどければ視診のみで十分ですが, 炎症が初期の場合には触診も大いに役立ちます. 圧痛の強い部分がおおむね炎症の中心であることが多いからです.

その際, 膿瘍の存在の有無, どの程度の大きさなどについて把握する必要があります (図25).

これは, どこに麻酔をするのか？ 麻酔の深度をどうするのかにかかわってくるので, 必ず行いましょう.

膿瘍形成時の麻酔の注意点

膿瘍が形成されて軟組織が腫脹している場合には, 最低限, 以下の2点に注意しておく必要があります.

1. 組織が酸性に傾いていること

Check COLUMN 1

麻酔薬が効くために必要なことを思い出しましょう (P.19参照). 麻酔薬は注入する組織の状態によって変化します. 腫脹など炎症のある組織は酸性状態になっており, 麻酔薬が$R \equiv NH^+$の型が多くなるので, 麻酔が非常に効きにくいということです.

膿瘍が形成されている部位や大きさにもよりますが, 通常用いる麻酔量 (歯の切削で約0.5ml) では, ほとんど麻酔効果は得られません. 炎症組織をアルカリ性に傾けられれば麻酔は効くはずですが, 実際問題としては無理なので, 投与量を増やして対応するしかありません.

2. 周囲組織が圧迫されていること

前述したように，膿瘍が形成されて痛い理由は，「組織内での内圧の亢進」です．もし，腫脹している部分に麻酔薬を注入すると，さらに内圧が亢進されることになり，異常な疼痛を招くことになります．しかし，結果的に麻酔の刺入点が排膿路となり内圧は開放されますが，感染などを考慮すれば絶対に行ってはならない方法です．

一般的に，内圧の亢進をさせないように麻酔をする方法として，Hakenbruchの菱形法，輪状麻酔を用います．これらの麻酔方法は，膿瘍を取り囲むように麻酔をするので，前述した膿瘍の広がりを事前に確認しておく事が大切になります（図26，27）．

「膿瘍が存在している部位を支配している神経を，膿瘍より中枢側で安全にブロックできる場合には，伝達麻酔のほうがよい」と述べている成書もありますが，実際には，浸潤麻酔で対応できることがほとんどです（筆者の場合，膿瘍切開で伝達麻酔を用いたことは一度もありません）．Hakenbruchの菱形法や輪状麻酔の手技をしっかりと身につけましょう．

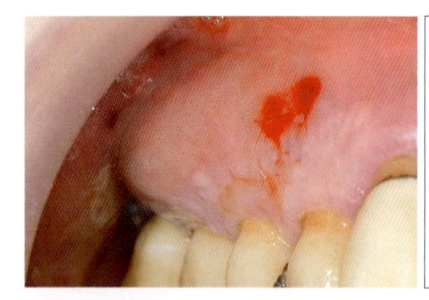

図25 麻酔前に必ず膿瘍の存在，大きさを確認しよう

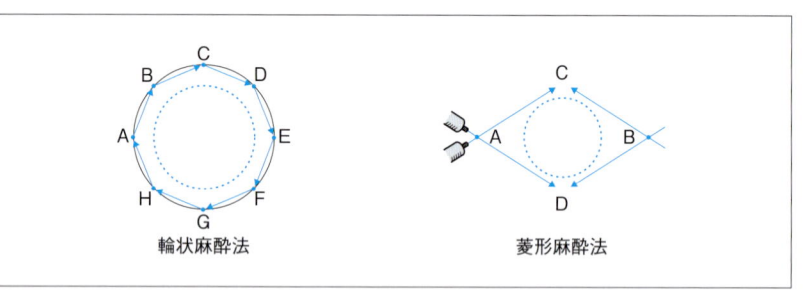

図26 膿瘍への麻酔方法．どちらも，膿瘍の周囲に麻酔をするという原則は同じである

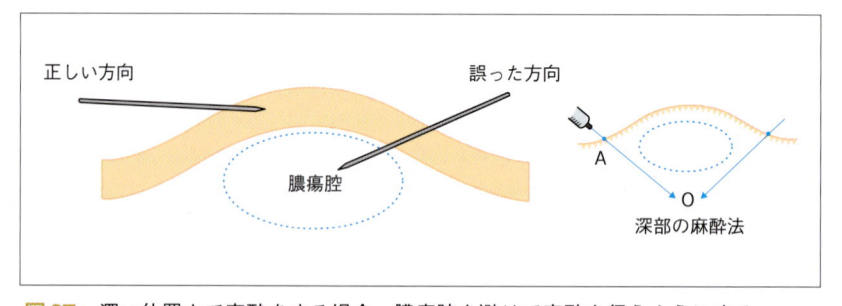

図27 深い位置まで麻酔をする場合，膿瘍腔を避けて麻酔を行うようにする

図28-1 6の口蓋側に膿瘍が認められる．一部白色になっている部分があり，自解寸前の状態

図28-2 口蓋根周囲には透過像も認められるが，生活反応が認められたため，歯肉膿瘍と判断した

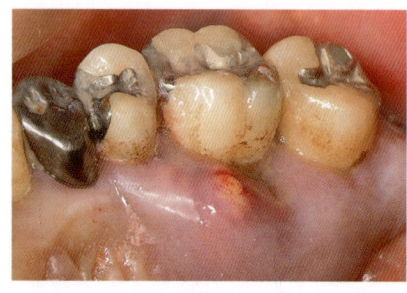

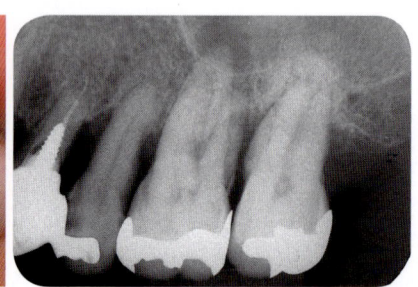

膿瘍切開のための浸潤麻酔の実際

　膿瘍切開では，組織内の内圧が開放されれば除痛できるので，「どこまで切開をするのか」によって，麻酔の深度を変えます．

1．ほとんど麻酔なしで行える症例

　図28は，48歳になる男性の患者さんで，⌞6の口蓋部に膿瘍を形成しています．

　X線写真を見ると，全体的に骨吸収が進んでおり，プロービング値も7〜9mm，根尖部付近に透過像らしきものも認められます．生活反応があったので，歯肉膿瘍と判断しました．

　膿瘍をよく観察すると，一部白く変色している所があります．これは，膿瘍形成がかなり進んでおり，間もなく自解する（サイナストラクト）状態なので，この部分に探針などで穴をあければ排膿路が確保できるので，麻酔なしで行える処置です．

　そして，さらに内部組織に排膿路を拡大することが必要なら，改めてここで浸潤麻酔を行うようにします．

2．歯肉膿瘍で麻酔が必要な症例

　図29は，左上に膿瘍を形成してきた患者さんです．診査の結果，⌞5の遠心部からの歯肉膿瘍であることがわかりました．膿瘍はかなり大きく，簡単に自解する様子はないので，排膿路を確保するために，切開とそのための麻酔が必要です．

　この症例での排膿路の確保は，歯槽粘膜部になります．

　粘膜に切開ができればよいので，麻酔の深度は浅くても問題ないということになります．

　炎症があるので麻酔が効きにくいからといって，不用意に針を推し進める必要はないことを理解しておきましょう．

　この症例では，膿瘍を取り囲むように輪状麻酔を行っています．このときの麻酔の仕方は，通常の浸潤麻酔と同じです．針を刺入したら少量の麻酔薬を注入し，少し時間をおいてから次の刺入をしていきます．この操作を繰り返しながら，膿瘍の周囲全体に麻酔を行っていきます．

　麻酔薬の注入後は，十分に時間をおきましょう．患者さんに「痛みが楽になりましたか？」と聞いてみて，「楽になった」という返答が得られたなら，切開の操作に移ります．

　切開は，膿瘍にメスの先端を少し挿入すれば，多くの場合終了です．そのあと，ロールワッテなどで，周囲から少し圧迫して，貯留している膿を出していきます．このとき，麻酔をしていても，圧迫することで少し痛みが生ずることがあるので，患者さんには一声かけるようにします．

膿瘍の範囲が広い場合には，排膿路を拡大したり，ドレーンを用いることもあります．

このような処置を行う場合には，前述した浅い麻酔では，対応できません．

どの症例にドレーンが必要か？というのは，経験からくる感覚で判断しています．ですから，最初のうちは切開後に麻酔を追加するのもやむをえないと思います．

最初から深い位置まで麻酔をするのも一つの方法です．ただし，膿瘍腔に麻酔薬を入れるのは禁忌ですから，慎重に行うようにします．

3. 歯槽膿瘍での麻酔症例（図30）

根尖性歯周炎は，進行時期により歯根膜期，骨内期，骨膜下期，粘膜下期に分類されます．日常臨床で遭遇するものとしては，骨内期，骨膜下期が多く，その理由はこの時期に最も痛みが出てくるからです．歯根膜期，骨内期の場合は，骨内で圧力が亢進しているため，根管からの処置になります．

骨膜下期，粘膜下期までくると，骨表面まで炎症が波及をしてきているので，切開による処置が可能になります．

歯槽膿瘍の粘膜下期の場合は，原因は根管由来ですが，歯肉膿瘍と同じ考え方で麻酔を行います．つまり，麻酔の深度は浅くて問題ないということです．

けれども，骨膜下期では，骨表面と骨膜の間に膿が貯留をしているので，骨膜まで切開を加えなければならないため，麻酔の深度を深くする必要があります．

深くするといっても，骨内に麻酔ができるわけではありませんから，通常の歯の切削時と同様に，骨表面までの麻酔を行います．このとき，麻酔を効かそうとして骨膜下まで麻酔の針を進めて麻酔を行ってはなりません．また，膿が貯留をしている部位に直接刺入するのも禁忌です．

ですから，触診で炎症の範囲を確認し，それを取り囲むようにして浸潤麻酔を行います（刺入法については図26，27を参照）（図31）．

炎症が存在するため，本当に麻酔が効きずらいので，麻酔後もしっかりと十分な時間をおくことを心がけます．麻酔が効いたら，触診で確認をした部位に切開を行えば，処置は終了です（図32）．

このように，膿瘍切開時の麻酔では，症例によって多少麻酔の方法は異なります．しかし，よく考えてみると，通常の浸潤麻酔と変わることは何もありません．唯一の特徴は，膿瘍周囲の外側から麻酔を行うということです．

つまり，前述した適切な麻酔法，十分時間をおくという2つの注意点を守れば，膿瘍切開時の麻酔時も決して難しくはないのです．

2章 膿瘍切開時の麻酔

図29-1, 2　歯肉歯槽粘膜部に大きな膿瘍が認められる．視診や触診で大きさを確認しておくことが重要である．|5 の頬側中央から遠心部にかけて11mmのポケットが認められた

図29-3〜8　膿瘍への麻酔法の実際．膿瘍を取り囲むように麻酔を行っていく．このとき膿瘍腔には針を刺さないように注意する

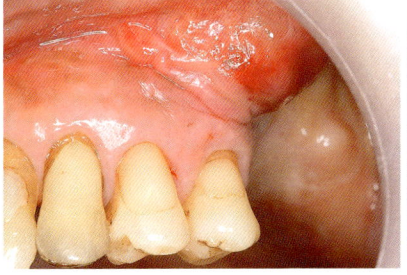

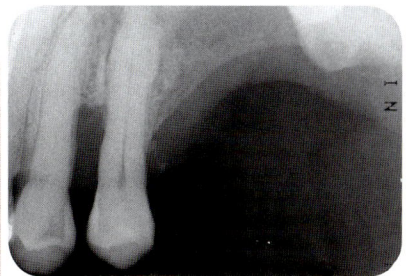

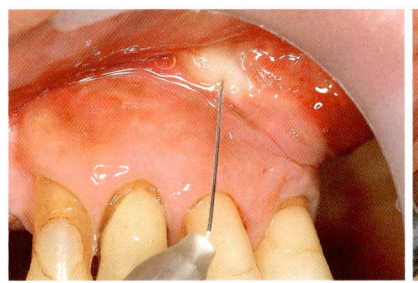

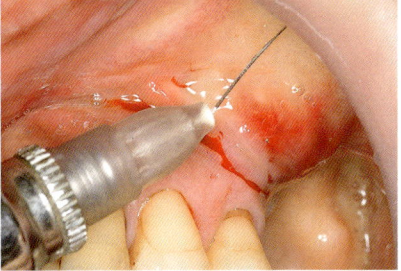

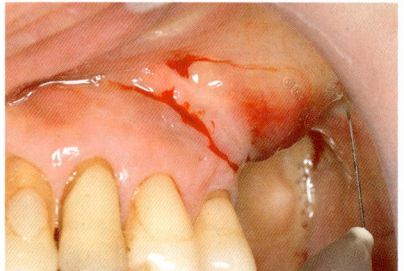

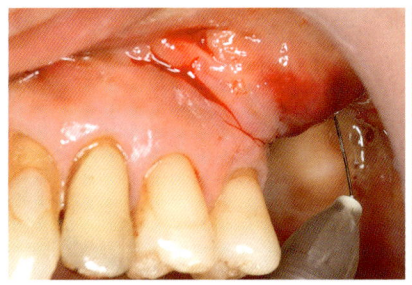

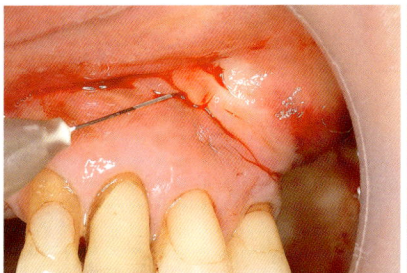

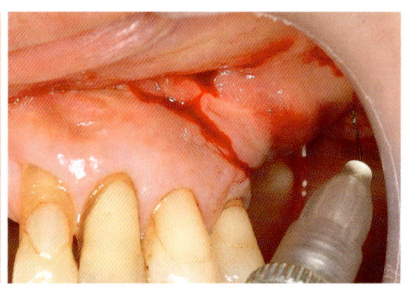

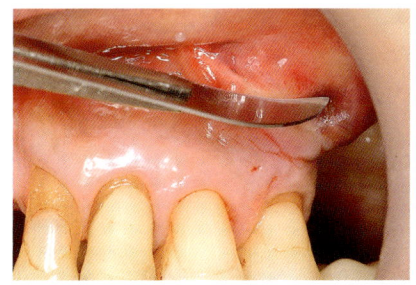

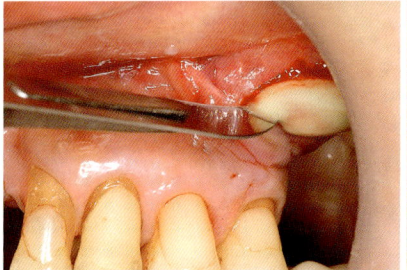

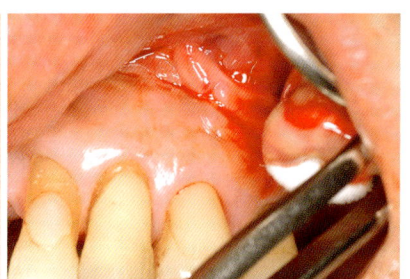

図29-9〜11　切開の実際．内部の圧力が開放されればよいので，切開は腫脹している部位に入れる

図30-1　 3| の疼痛を主訴に来院．歯肉表面に腫脹は認められない

図30-2　 3| の根尖部に透過像を認める．自発痛（＋），打診痛（＋）

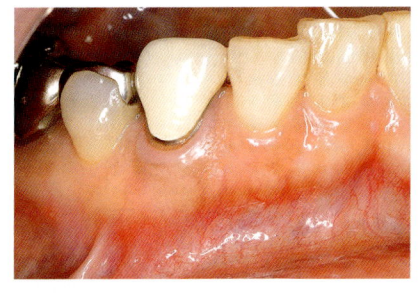

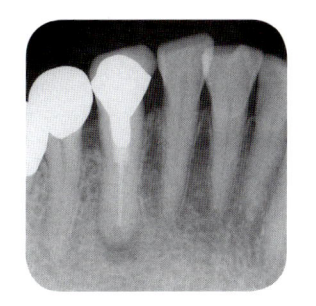

図31　根尖部の触診．触診をすることによって炎症の範囲を確認．歯槽膿瘍の骨内期，骨膜下期では非常に有効な診査である

図32　排膿させるためには，骨表面までしっかりと切開を行うことが重要

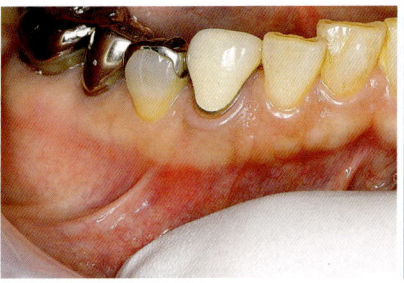

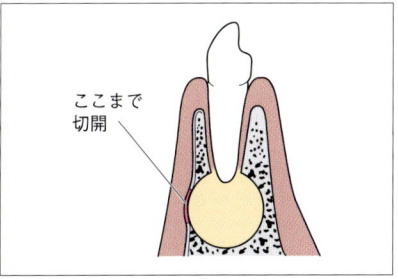

ここまで切開

49

3章 歯周治療時の麻酔

広範囲に奏効させたいときの麻酔法

歯周治療は一般に，TBI，SRP，歯周外科の順に進めていきますが，ルートプレーニングや歯周外科の段階になると，麻酔が必要になります．このときには，1歯単位ではなく数歯にわたって除痛しなければなりません．これが，歯周治療時の麻酔の特徴です．

何度も述べましたが，麻酔時の痛みの原因としては，針の刺入と薬液の注入の2つがあります．広範囲に麻酔を効かせるには，数ヵ所に注射針を刺さなければなりません．このとき，針を刺す回数を少なくしたり，痛みを与えずに刺入することができれば，麻酔時の痛みを軽減することができるということです．

1. 2〜3歯程度の場合（図33，34）

麻酔を必要とするのが小範囲の場合には，針の刺入は1回ですみます．

まず，刺入部位に表面麻酔を行ってから，基本どおりに針を刺し，その後，麻酔薬を少量注入してから，針を完全に引き抜かずに，針先の方向を変えて目的としている部位にさらに麻酔薬を注入していきます．

この方法を用いれば，新しく刺入しなくても，ある程度の範囲の麻酔を無痛的に麻酔が行えます．ただし，麻酔が効いていない範囲に針を無理に推し進めると痛みを生じさせるので，ゆっくり行います．

2. 3〜4歯以上の場合（図35，36）

かなりの広範囲に麻酔が必要な場合では，何回か分けて針の刺入を行います．

最初の刺入については，通常の手順どおりです．少量の麻酔薬を入れると，円形上に粘膜が膨らみ，数十秒おくとすぐに麻酔が効いてきます．次の刺入を，この奏効範囲内で行っていけば，痛くなく針を刺すことができるので，順次行えば，広範囲に麻酔をすることができます．筆者の臨床では，最もよく使用する手段です．

COLUMN 5

組織の挫滅 VS 痛み／どちらを重視する？

「針を何度も刺すと組織が挫滅するのでよくない．だから針を刺す回数は少ないほうがよい」と学生時代に教わった方もいるかもしれません．もちろんそのとおりだと筆者も思います．

しかし，自分が患者だとしたら，どのように麻酔をしてほしいと思いますか？　やはり，針を刺す回数が増えても，痛くなくと願うのではないでしょうか？．筆者は，痛みをできるだけ与えないようにすることを最優先事項として麻酔を行うようにしています．

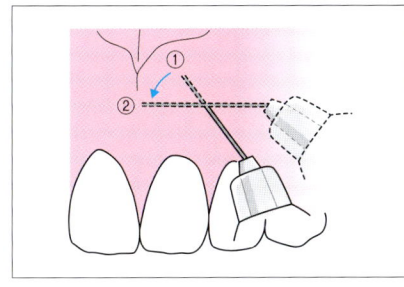

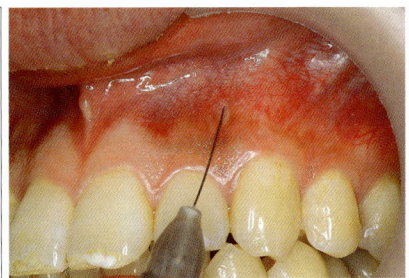

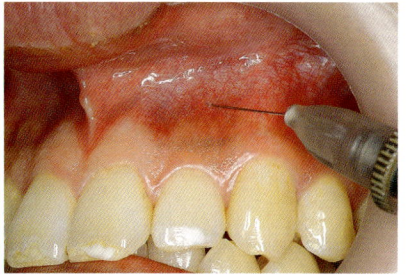

図33 1回の刺入で針先の向きを変えることによって数歯の麻酔ができる

図34 1︎2︎部への麻酔の実際．2︎の根尖付近に向かって麻酔後に，針を抜かずに，方向を変えて1︎にも麻酔をする．こうすれば，針の刺入は1回ですむ

図35 連続した広い範囲に麻酔をする際には，初回刺入の奏効部分内に刺入点を求めれば，無痛的に麻酔が行える

図36 初回刺入で麻酔薬を入れると，楕円の範囲に麻酔薬が広がる．次の刺入点は楕円の内側に設けるようにする

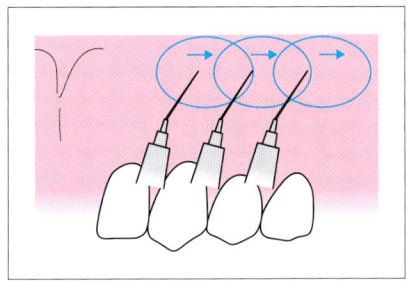

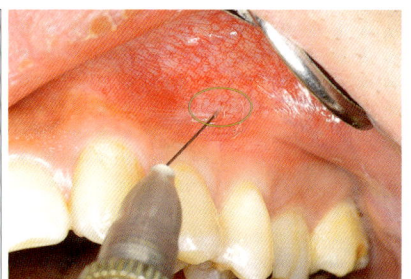

SRP時の麻酔

SRPにおける麻酔の必要性は，議論が分かれるところでですが，筆者の場合は，必ず麻酔を使用しています．

4︎〜7︎を例に手順を確認してみましょう．麻酔薬の量は，歯周ポケットの状態にもよりますが，1.0〜1.5 mlあれば十分です．

1. 表面麻酔

SRPでは歯肉に対する麻酔と考えることもできますが，根面を触わるので歯にも麻酔が効いていたほうが安全です．つまり，カリエスなどの浸潤麻酔と同じと考えます．歯槽粘膜部3ヵ所ぐらいに塗布すれば十分です．

2. 針の刺入と麻酔薬の注入（図37）

最初は手前（4︎相当部）から刺入していきます．口腔粘膜における痛点分布（P.26, 図20, 表4参照）を考えれば，大臼歯部からのほうがよいと考える方もいるかもしれません．しかし，大臼歯部から麻酔を行っていくと，痛みを与えてしまう可能性が高くなります．

先に述べた広範囲の麻酔法を思い出してください．針の刺入後，少量の麻酔薬を注入したとき，楕円状に粘膜が膨らむのですが，それは針の先端から先に起きます．つまり，大臼歯部に最初の刺入点を設けると，遠心部に向かって膨らむので，近心方向に次の刺入点を設けると，麻酔が効いていない可能性があるからです．

ですから，近心から遠心に向かって麻酔をしていくようにします．

3. 麻酔の深度

4～5mm程度の歯周ポケットであれば，浅い深度の麻酔で処置が可能ですが，深い歯周ポケットの場合には，骨あるいは歯を麻酔するといった深い深度の麻酔が必要になります．なかには，骨縁下欠損になっている場合があるからです．

浅い歯周ポケット，深い歯周ポケットを分けて麻酔の深度を変えるよりも，「根面に触れるので，歯に麻酔が必要」と考えて，最初から深い麻酔をしておくほうが得策だと考えています．

4. 舌側への麻酔（図38〜40）

SRPのときには，舌側に麻酔をしない方もいます．確かに，頰側からの麻酔のみで処置が可能な場合が少なくありません．しかし，頰側歯肉と舌側歯肉の神経支配は異なるので，筆者は必ず舌側にも麻酔を行うようにしています（P.25，図19参照）．頰側歯肉に麻酔をしてから，近心の歯間乳頭部に頰側から少量の麻酔薬を注入します．

この操作を行うと，舌側の歯間乳頭部まで麻酔が効くので，奏効範囲内に向かって舌側から針を刺入していきます．あとは頰側同様，「広範囲にわたる麻酔法」を実践していけば，無痛的な麻酔が行えます．

頰側の歯間乳頭部に麻酔をせず，舌側に表面麻酔をおいて針を刺入こともできますが，確実性を考えると，上記の方法が安全でしょう．

歯周外科での麻酔

歯周外科における麻酔は，基本的にSRPのときの麻酔とそれほど変りません．気をつけることは，麻酔の範囲，麻酔の深度，麻酔量の3つです．SRPの注意点にこの3つを加えておけば，歯周外科の麻酔も問題ありません．

1. 麻酔の範囲（図41〜43）

広範囲の麻酔という点では，SRPのときと同じで，方法も変わりません．注意する点は，処置を予定している部位の両隣在歯1歯分まで麻酔範囲を広げるということです．たとえば，4̲から6̲までの歯周外科では，麻酔範囲は3̲近心から7̲遠心までという具合です．

また，歯肉を剥離するわけですから，口蓋側，舌側にも必ず麻酔が必要になります．このとき，舌側への麻酔には注意が必要です．

剥離をするからといって，口腔底付近に麻酔をするのは，非常に危険です．

この部位には隙が存在しており，不手際な消毒や不潔な注射針を使用した場合，重篤な感染に陥ることがあること，舌側歯肉は薄いため，強圧で注入すると潰瘍壊死を起こす危険性があるからです．この2点については必ず注意しましょう．

図37-1 最初の刺入を行った後,粘膜が楕円状に膨らむ.この範囲内に次の刺入点を求める

図37-2 2回目の刺入.図37-1と同じ操作を繰り返しながら,7の遠心部まで麻酔を行っていく

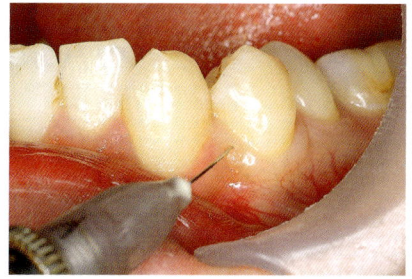

図38 頬側の麻酔後,舌側への麻酔の準備として頬側歯間乳頭部に麻酔をする

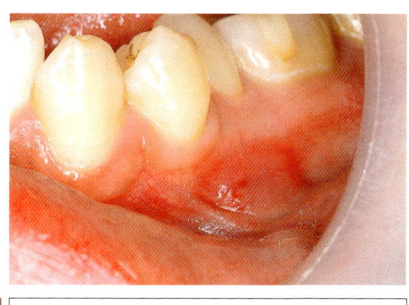

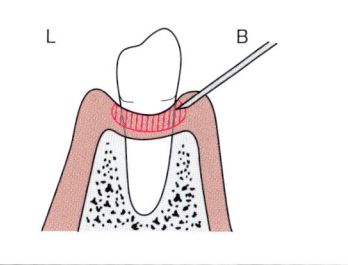

図39 頬側歯間乳頭部に麻酔をすると,舌側のほうまで麻酔効果が生ずる

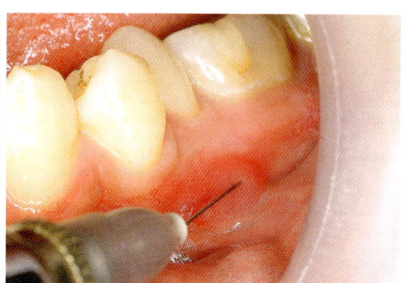

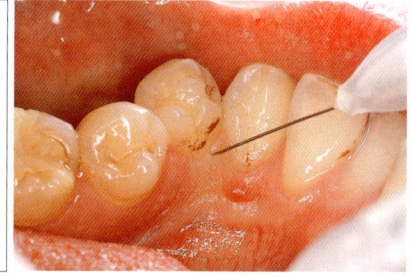

図40 図38のように麻酔をすると,舌側歯間乳頭部に貧血帯が見える.そこに刺入すればよい

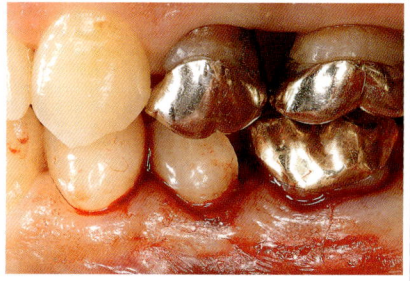

図41 5相当部の歯周外科処置.切開は4中央から6遠心までを予定していたので,3近心から7遠心部までの範囲で麻酔を行った

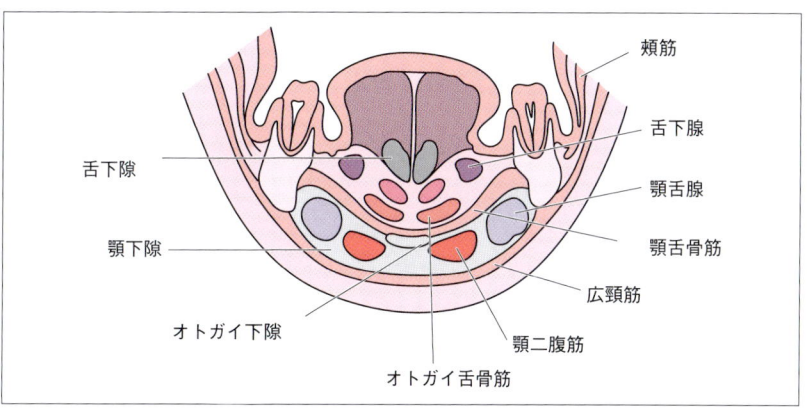

図42 口腔底部の模式図.口腔底の内部には,さまざまな組織が存在するので,麻酔の際には注意が必要

2. 麻酔の深度

Check 第1編・5章

歯周外科では骨や根面に触れるわけですから,この部分にも麻酔が効いている必要性があります.ただし,これは特別なことではありません.歯に対する場合と同様に行えば,自然と骨にも麻酔が奏効します.

3. 麻酔量

処置の範囲にもよりますが,たとえば4〜7までの4歯に歯周外科を予定している場合,1.8 mlのカートリッジを1〜1.5本と,通常よりも少し多めに使用します.処置中に麻酔が切れて追加投与しようとしても,歯肉を剥離した状態では,麻酔薬が漏れてしまい,麻酔効果が得にくいからです.全く効かないということではありませんが,処置前にしっかりと麻酔を効かせておきます.

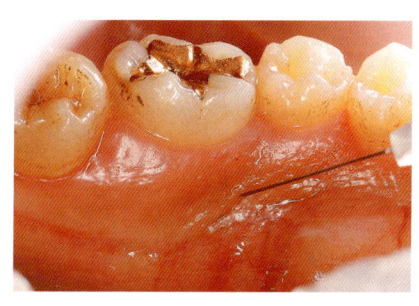

図43 骨欠損の状態にもよるが,歯肉剥離をする予定部位より下方に麻酔を行う.この際,口腔底部よりも上方に刺入点を設定する

4章 抜歯時の麻酔

■ 抜歯時における麻酔の考え方

カリエスや抜髄に麻酔おける麻酔では，根尖部から歯根内部に入り込む神経組織の知覚麻痺を目的として麻酔を行いますが，抜歯においては，根尖部分だけでなく歯根部分全体とその周囲組織の知覚麻痺が必須になります（図44）．つまり，1歯の抜歯であっても，広い範囲にわたって鈍麻が必要ということです．

このとき，歯根の長さや方向，離開度などをX線写真でもよく確認するなど，抜歯の難易度がどの程度なのか，対象歯の病態を事前に把握しておくことが最も大切です．これによって，麻酔の奏効範囲や投与量を決めるからです．

最低限，以下の2点について処置前に確認しておきます．

1. 対象歯の病態

歯周病で動揺の著しい歯の抜去は容易ですが，抜歯窩に多量の肉芽組織が存在しており掻爬に時間がかかる症例，カリエスが骨縁下まで及んでおり歯肉弁を剥離しないとヘーベルが使えない症例など，「抜歯の臨床」は多種多様です（図45，46）．つまり，対象歯の病態によって抜歯の術式が異なり，したがって麻酔の範囲も変わるのです（表1）．

処置前に歯の病態を把握し，「どのように抜歯をするか」というシミュレーションを行い，必要な麻酔範囲を決定します．

2. 麻酔薬の投与量

抜歯は外科処置なので，「麻酔薬を多めに打たなくては？」と考えがちです．もちろんそうなのですが，多量に投与しすぎれば，血管収縮薬の影響で抜歯後の出血を妨げることになり，抜歯創の治癒に影響を及ぼすこともありますし，術後いつまでも麻酔効果が持続することで患者さんに不快感を与えてしまうことも考えなければなりません．

痛みを与えない安全策として，むやみに多量の麻酔薬を用いるのではなく，患者さん個人の適量を探る努力を歯科医師として必要なことです．対象歯の部位や状態，炎症の有無などさまざまな因子がからんでくるので一概にはいえませんが，筆者はおおむね1mlで40〜50分程度の奏効を予定しています．

■ 抜歯時の浸潤麻酔の実際

1. 抜歯時における麻酔の基本

上記に述べたように，歯根周囲にわたる麻酔が必要になります．唇頬側からの麻酔については，表面麻酔を行ってから針を刺入し，3回法を用いて骨表面まで徐々に深度を深くしていくのは同じです（P.26参照）．このとき，根尖の近心部，遠心部の2ヵ所に刺入点を設けるようにします（図47）．

Check 第1編・3章

表1　歯の病態の把握

① 歯はどの部位か？
　上顎，下顎，前歯部，臼歯部

② 歯根の形態は？
　細い，長い，彎曲している

③ 根尖部付近に病巣や囊胞，膿瘍はないか？

④ 埋伏しているか？

⑤ 骨癒着しているか？

⑥ 歯槽骨は硬そうか？

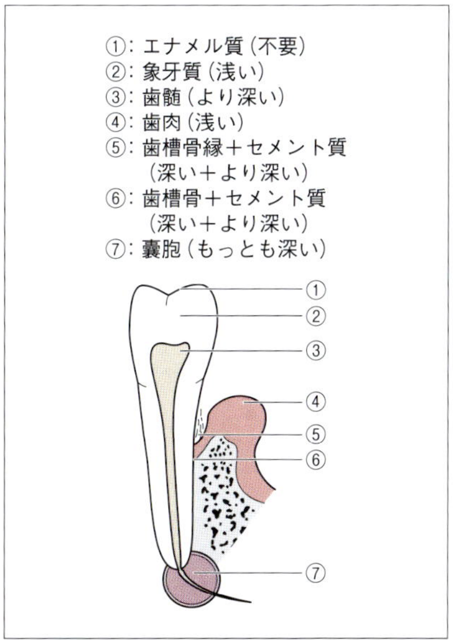

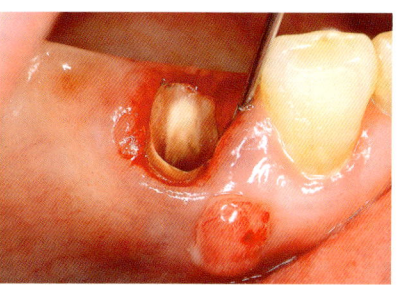

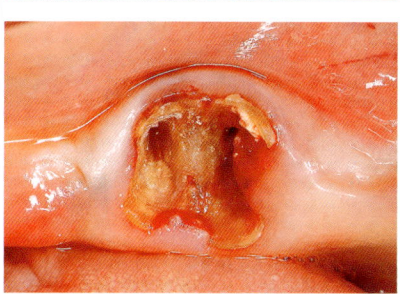

①：エナメル質（不要）
②：象牙質（浅い）
③：歯髄（より深い）
④：歯肉（浅い）
⑤：歯槽骨縁＋セメント質（深い＋より深い）
⑥：歯槽骨＋セメント質（深い＋より深い）
⑦：囊胞（もっとも深い）

図44　麻酔深度と歯の周囲組織の関係．抜歯では①〜⑦までのすべてに麻酔を効かせる必要がある

図45　歯根の近心部に歯根破折が生じている．頰側歯肉にフィステルもあることから，内部に多量の肉芽組織が存在していると予想される

図46　カリエスが大きく，周囲の歯根壁の厚みもほとんどない．通常の抜歯よりも時間がかかることが予想される

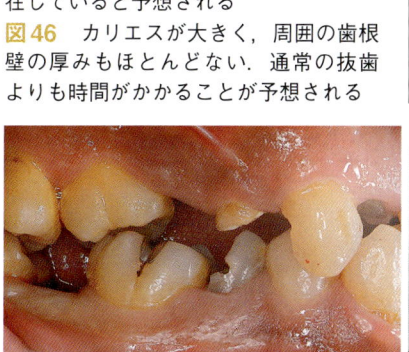

図47　|5|の抜髄をするときの刺入点は黄色部分．一方，抜歯処置の場合は歯根周囲全体に麻酔をするので，刺入点は青色の2ヵ所にする

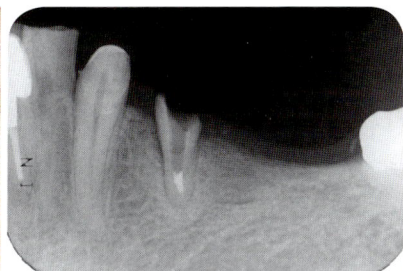

図48-1　|4|は歯根破折を伴っており，抜歯予定である．歯根周囲の骨吸収は認められない

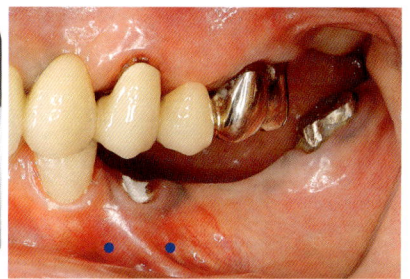

図48-2　麻酔時の刺入点は青色部分．2つの青色の範囲全体に麻酔が奏効するようにする．もちろん舌側も同様の範囲で麻酔をする

　カリエスや抜髄処置のように1ヵ所からの刺入だと，歯根周囲全体に麻酔薬が浸透しない可能性があるからです．また，抜歯時には環状靱帯を切断しなければならないので，口蓋，舌側にも麻酔が必要です．
　このときの麻酔の仕方は，SRPにおける麻酔と同じと考えて問題ありません．つまり，いままでの麻酔方法を応用すればよいのです．この麻酔法をマスターしていれば，ほとんどの抜歯ができます．

2．症例をもとに抜歯の麻酔を考えよう

　抜歯にいたるのは，「歯の状態が悪い」ということがほとんどです．膿瘍や不良肉芽組織が多く存在していたりするので，麻酔効果を得るにも条件が悪いということです．つまり，抜歯時の麻酔は，「効きずらい」と考えておくべきです．
　図48，49は，ともに左下小臼歯の抜歯をする予定です．図48は残根状態，図49は歯根周囲の骨欠損が大きい症例です．2症例とも抜歯自体の手技は決して難しくはありません．しかし，麻酔という視点からみると，図49のほうが，難易度が格段にあがります．その理由は，内部に炎症が波及していること，麻酔薬が貯留しにくいからです．

① 図48の症例の麻酔

　この症例の麻酔は，前述した「麻酔の基本」どおりに行えば問題ありません（図47）．カリエスによって残根となったので，歯根周囲に炎症層もありませんし，周囲骨がしっかりと残っているので，麻酔薬も貯留しやすいからです．骨内に残っている歯根量も少ないので，抜歯時間も短くてすみます．部位も下顎小臼歯ですから，麻酔が効かないということはほとんどありません．よってこの症例では，抜歯時間は約10分もあれば十分と考えられるので，1.0 mlで問題ないはずです．

② 図49の症例の麻酔

　この症例では，麻酔の基本は同じですが，打ち方を少し考えなければなりません．歯根周囲には大きな骨欠損が存在しており，内部に炎症層が存在しています．図48の症例とは違い，「麻酔が効きにくい」ということが予想されます．

　骨欠損があるので，抜歯そのものは時間がかかりませんが，抜歯後の掻爬に時間がかかるでしょう．また，骨欠損の範囲が大きいので，少し広い範囲にわたって麻酔をする必要性があります．これらのことから，処置時間はおおよそ15分，炎症層の存在，広範囲への麻酔を考えて，薬液量は1.5 mlぐらいと予定します．

　骨欠損がある症例では，刺入点に配慮が必要です．通常の麻酔の刺入点よりもやや下方に打たなければなりません．刺入点が上方よりになると，麻酔薬を注入したときに骨欠損内部に入り，歯肉溝から流れ出てしまうからです（図49-2）．つまり，麻酔薬が貯留しないので，麻酔効果が得られません．これは，近遠心的に刺入する場合も同様です．

　刺入点は，骨の裏打ちがある所に設けることが得策なのです．

　また，骨欠損内部の炎症層の部分は，頬側からの麻酔では効果が得られにくい場合もあるので，その場合には歯肉溝から直接麻酔を行うこともあります（図49-7）．

歯肉剥離を伴う抜歯時の麻酔

　抜歯をする歯の状態によっては，通常の抜歯手順で行えない場合もあります．たとえば，カリエスが歯肉縁下深くまで及んでいる症例や，破折により歯根が骨縁下に残存している症例（図50），大臼歯の分割抜歯などです．このような場合には，歯肉剥離を行って抜歯をします．

Check 第2編-3章

　このときの麻酔では，通常の抜歯時の麻酔の基本のほかに，歯周外科における麻酔を併用しなければなりません．麻酔の方法そのものに大きな違いはありませんが，麻酔の範囲と投与量を考える必要があります．

　麻酔の範囲は，処置予定部位の両隣在歯1歯分まで奏効させる必要があります．処置時間は，抜歯操作のほかに，歯肉剥離，縫合の時間を含めて予定を立て，使用量を決めます．

4章 抜歯時の麻酔

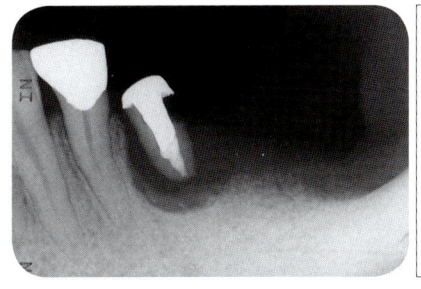

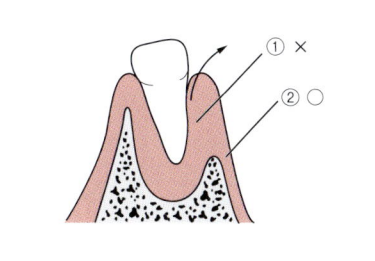

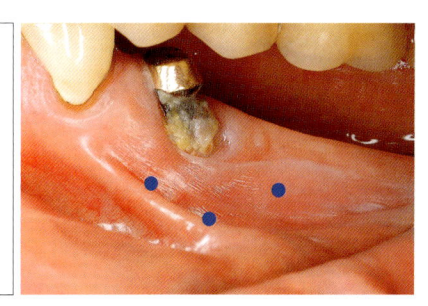

図49-1 「5の骨吸収が大きい．このような歯の抜歯では，麻酔の刺入点と奏効範囲を考えなければならない

図49-2 刺入点が歯頸部よりになると，骨欠損内部に麻酔薬が入り，歯肉溝から流出してしまうため，刺入点の設定に注意が必要である

図49-3 X線写真などで骨欠損部を想像し，骨の裏打ちがある所に刺入点を設定する．遠心側への骨欠損が大きいので，3つの青色部分の範囲で麻酔を行う

図49-4 頬側への浸潤麻酔．刺入点に注意して麻酔をする．表面麻酔を施し，3回法で薬液を注入していく

図49-5 頬側からの麻酔後，頬側歯間乳頭部に麻酔をする．これにより，舌側の歯間乳頭部まで麻酔が奏効する

図49-6 図49-4の麻酔によって，舌側の一部に麻酔が効いているので，針を刺しても痛みがない．どんな処置でも無痛的な麻酔を心がけるようにしなければならない

図49-7 頬側からの麻酔で効かなかった場合には，歯肉溝内から骨内部に直接麻酔を行う

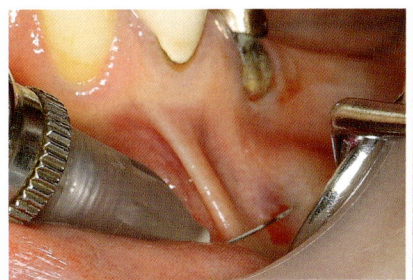

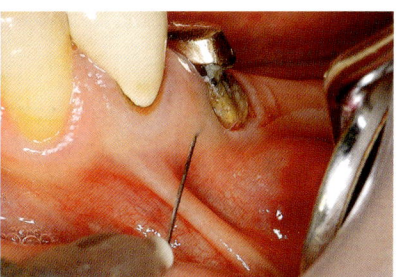

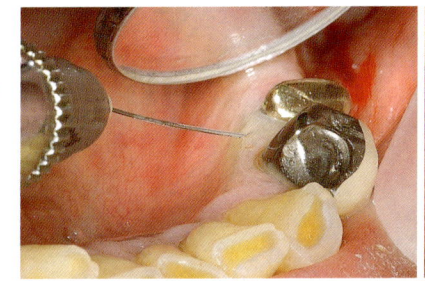

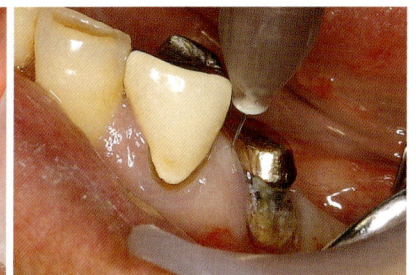

図50-1 「6近心根周囲全体に透過像が認められる

図50-2 近心根の1ヵ所のみ付着の喪失が認められ，破折している可能性が疑われる

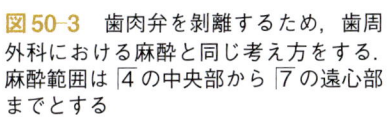

図50-3 歯肉弁を剥離するため，歯周外科における麻酔と同じ考え方をする．麻酔範囲は「4の中央部から「7の遠心部までとする

図50-4 近心根を分割抜歯した状態．頬側皮質骨が厚く，麻酔の効きが悪い場合には，図49-7のような麻酔を行う

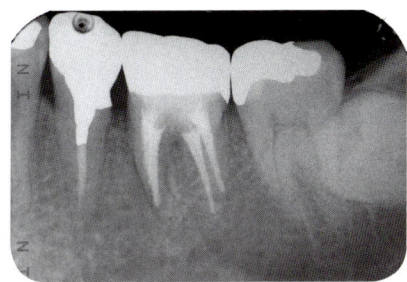

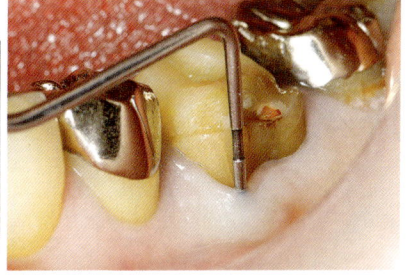

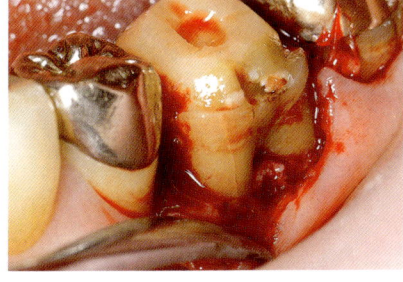

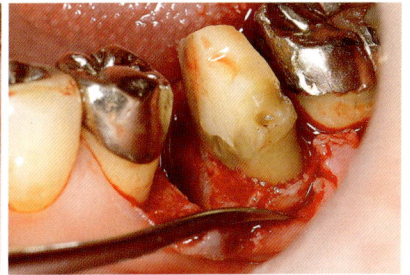

　この症例では，処置時間は20〜30分，部位は下顎大臼歯ですが，骨吸収もそれほどなく麻酔薬が貯留しやすいことなどを考えると，1.5mlぐらいで処置が可能と考えられます．ただし，下顎大臼歯なので，やはり麻酔が効きずらいことも予測され，場合によっては歯根膜麻酔を併用することも考えておきます．

5章 小外科時の麻酔

■ 小外科での麻酔の考え方

　日常臨床で「外科処置」と聞くと，出血があり，処置も複雑で，時間も長くかかるので，なんとなく特殊なことのように感じるはずです．しかし，「麻酔」という点から考えると，決して難しくはありません．

　ただし一つだけ忘れてはならないことは，「歯肉弁を形成しているために，術中に麻酔の追加投与をしても麻酔効果があまり期待できない」ということです．処置前に処置範囲に十分な麻酔を効かせておくことが大切だということを肝に銘じておきます．

■ 埋伏智歯抜歯時の麻酔／上顎の場合

　上顎の智歯の多くは，第二大臼歯に悪影響を及ぼすために抜歯をします．つまり，炎症層が存在しないので麻酔は効きやすいと考えてよいのです．効かない場合の最大の原因は刺入点で，頬粘膜，筋突起の存在により，適切な刺入点から麻酔を注入することが困難で，多くの場合は近心よりになってしまいます．これが克服できれば，上顎埋伏歯で麻酔が効かないことはほとんどありません．上顎智歯の抜歯では，口蓋側への麻酔も必須です．

　確実に刺入するには，視野の確保が重要です．ミラーの方向，注射筒を的確に作用させます（図51）．開口してもらい，デンタルミラーの鏡部を歯のほうに向けて挿入します．次に，注射筒で口角を圧排するように入れていきます．その後「少し口を閉じてください」と声をかけ，ゆっくりと閉口してもらい，自分が予定している刺入点に針が挿入できる所で閉口するのを止めてもらい，それから処置をします．

　上顎の大臼歯部すべてに使える方法なので，覚えておきましょう．

■ 歯根端切除時の麻酔

　歯根端切除術の麻酔で最も注意すべきことは，麻酔の深度です（P.55，図44参照）．病変が骨内部に存在しており，唇舌的にどの程度の病変が広がっているかが通常のX写真ではわからないからです（図52-1）．CT画像をみてみると，かなり大きな骨欠損であることも多いので（図52-2, 3），X線写真の透過像よりもかなり大きいと考えて処置に望むことが大切です．

1．切開線を決めてから麻酔範囲を決めよう

　歯根端切除術の麻酔を行うにあたってまず必要なことは，切開線の決定です．切開線は健康な骨面上に設定しなくてはならないので，これが決まれば自然と麻酔範囲が決まってきます．切開後の歯肉剝離では，歯周外科時の麻酔の考え方を応用すればよいのです（図53）．

　Partschの弓状切開で，2｜〜｜1 近心までを切開する予定なので，麻酔範囲は両隣在歯1歯分を加えた 3｜〜｜1 までとなります．

5章　小外科時の麻酔

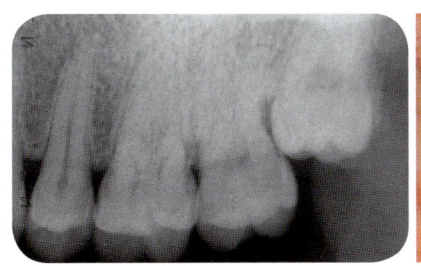

図51-1　|8の埋伏により|7への悪影響があるため，抜歯の必要性がある

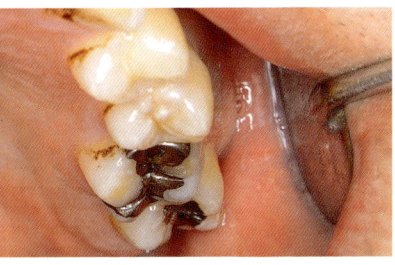

図51-2　一般的なミラーの使い方．上顎大臼歯部では，頬粘膜がうまく圧排できない

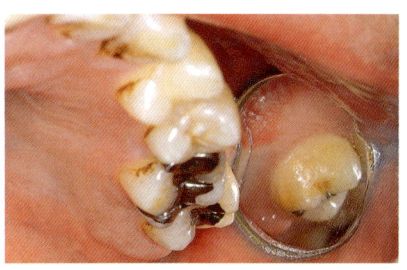

図51-3　鏡部を歯の方向に向けて使用すると，頬粘膜が十分に圧排でき，視野の確保が容易になる

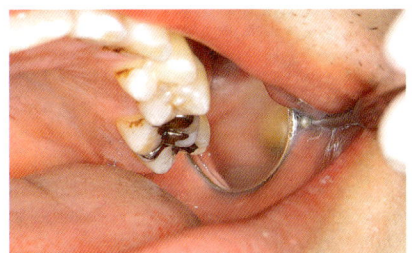

図51-4　少し閉口してもらうと，下口唇がよってくるためデンタルミラーをうまく使っても視野が狭まってしまう

図51-5　図51-4のようにならないように，開口時に下口唇ならびに口角付近に注射筒を当てて圧排をする

図51-6　図51-5の状態で閉口をしてもらうと，十分な視野の確保ができ，目的としている部位への刺入点が可能となる

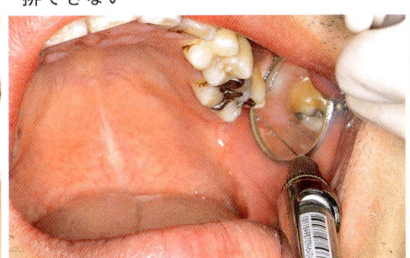

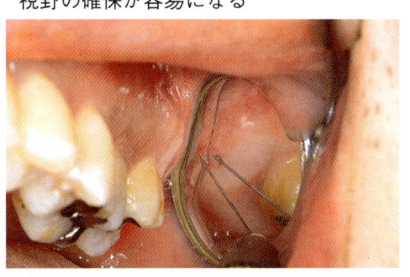

2. 麻酔深度

歯根端切除処置の目的は，根尖部の感染組織を除去することにあり，抜歯窩の掻爬を頬側から行っているということなので（図53-3，4），抜歯時の麻酔と同じと考えてよいのです．

歯根端切除術は上顎前歯部に行うことが多いでしょう．上顎前歯部の骨は，皮質骨は薄く，骨表面から根尖までの距離も短いので，ほとんどの場合が唇側からの麻酔で十分処置が可能です（P.29，図23参照）．ただし，図52-2，3のように口蓋側にも病変が大きく進行している場合もあるので，症例によっては口蓋側への麻酔も必要になります．

CT画像で病変の大きさの確認ができない場合，最初から口蓋側に麻酔をしておくのも無痛的に処置をする一つの方法です．

インプラント体植立時の麻酔

Check 第1編・5章

骨にドリリングをして埋入するので，骨に対する麻酔が必要です．骨の神経は，上顎では，上顎神経より分岐した枝が骨内部に入り込んでおり，下顎では，下顎神経の枝が骨内部に走行しています．つまり，通常の浸潤麻酔と同様に行えばよいのです．

1. 上顎におけるインプラント体植立時の麻酔

上顎骨は，骨の多孔性，皮質骨の薄いといった特徴があるので，浸潤麻酔で十分に対応できます．刺入点が歯槽頂よりになってしまうと，ドリリングが深部にまで及ぶと痛みを生じてしまうので注意します．ですから，「何mmドリリングするのか？」ということを想定して，その付近まで麻酔薬を浸透させます．また，処置の際には粘膜にも麻酔が必要ですが，つまり，歯の抜髄，あるいは抜歯の考え方と，歯周外科に対する考え方と組み合わせれば，十分に対応できるのです．

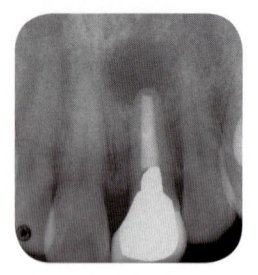

図52-1 1| に透過像が認められ，根尖病変と考えた

図52-2, 3 同CT画像．前頭面，矢状面でかなりの骨欠損が認められる．デンタルX線写真では想像できない大きさである

図53-1 1| の根尖部に透過像が認められる．再根管治療をしたが病変が治癒せず，歯根端切除術を計画した

図53-2 術前に手術のシミュレーションを行い，処置範囲を決定し，麻酔範囲を決める

図53-3 歯肉弁を剥離した状態．1| 根尖部に肉芽組織様のものを認めた

図53-4 肉芽組織様のものを除去した状態．骨欠損が大きい．図53-1のデンタルX線写真と比較して，今後の参考にする

図54 56歳，女性．6| 部へのインプラント体植立のためのCT画像．皮質骨が薄いので，浸潤麻酔で十分に対応できることが予想される

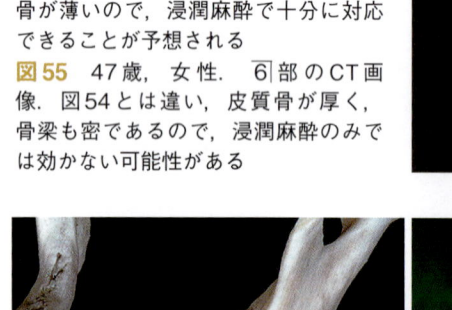

図55 47歳，女性．6| 部のCT画像．図54とは違い，皮質骨が厚く，骨梁も密であるので，浸潤麻酔のみでは効かない可能性がある

図56 抜歯後の下顎骨歯槽頂部．通常の皮質骨とは違い，疎な構造になっており，局所麻酔薬が浸透しやすいと考えられる（文献[6]より）

図57 骨への麻酔に対する模式図．骨に直接注射針を刺していく．針がうまく入らない場合には，場所を変えて試みる

図58 インプラント窩への麻酔の模式図．皮質骨を穿通して海綿骨まで達しているので，注射針が入りやすい．ただし，出血を妨げるので，安易に使用するのは好ましくないと思われる

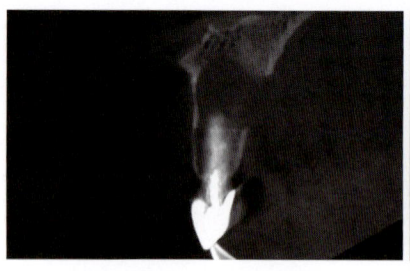

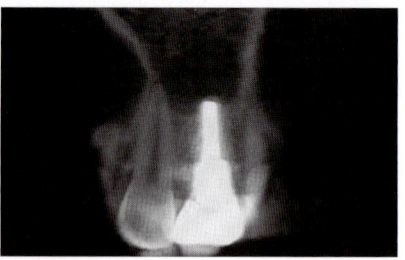

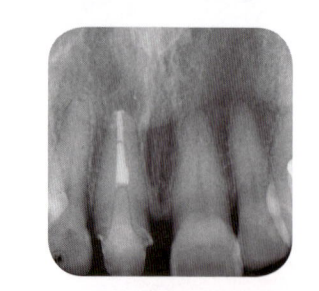

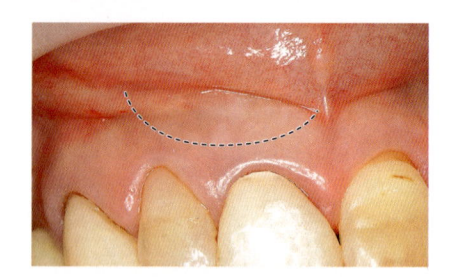

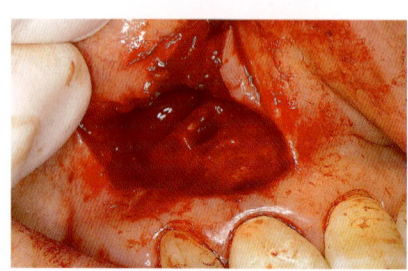

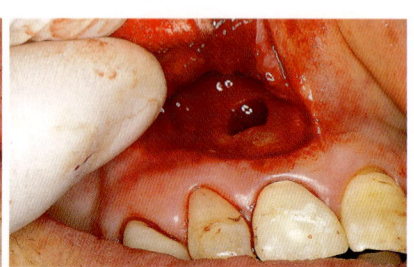

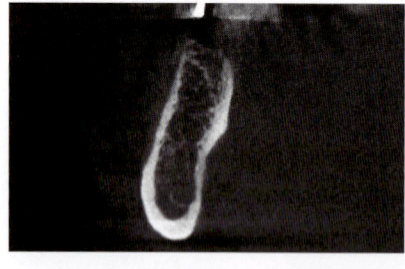

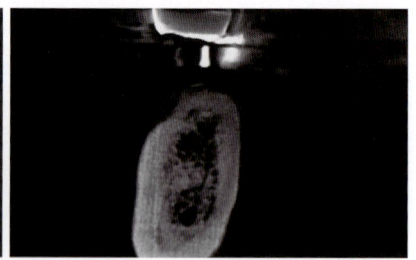

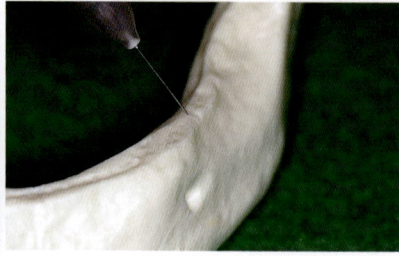

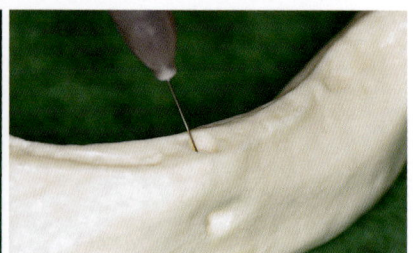

2．下顎におけるインプラント体植立時の麻酔

下顎においても，上顎の場合と基本は同じです．唯一問題となるのが，下顎大臼歯の麻酔ですが，植立手術の際には，必ずCT撮影をするので，頬側皮質骨の厚みや骨の状態がわかっているため，事前に対応策を練ることができます（図54, 55）．

通常の浸潤麻酔のほかに，骨内部に直接麻酔を行うか，下顎孔伝達麻酔を併用しなければならない症例もあります．

骨内部への麻酔は，歯槽頂上より，骨に直接針を刺します．抜歯窩の骨は，抜歯後十分な時間の経過後であっても本来の厚い皮質骨を欠いており，疎な構造になっており（図56），部位によっては骨内部に直接針を刺すことができます．1ヵ所ですぐに入る場合もありますが，何ヵ所か試してみると，見つけられると思います（図57）．イメージとしては，歯根膜内麻酔と考えればよいでしょう．

また，インプラント処置の場合は，骨にドリリングをするので，そのドリリングした骨内に麻酔をするのも一つの方法です（図58）．ただし，麻酔薬に含まれている血管収縮薬によって出血を妨げることも考えられるので，あまり好ましくないかもしれません．あくまでも術中に痛みを生じた場合の最終手段と考えたほうがよいでしょう．

3．下顎孔伝達麻酔の選択について

下顎孔伝達麻酔の場合，皮質骨の厚さに関係なく広範囲の無痛が得られますし，少量の麻酔薬で奏効時間が浸潤麻酔よりも長いことが利点としてあげられます．

しかし，下歯槽神経本幹が麻痺されると，深く埋入されたインプラント体が下歯槽管に接触した際に患者さんの訴える痛みのサインがマスクされてしまい，術後に神経麻痺が発生するリスクが高まるので，下顎孔伝達麻酔でなく浸潤麻酔のみで処置をするという意見もあります．

どちらがよいとはいえないので，術者の考え方によって選択されているのが現状です．筆者の場合，下顎大臼歯のインプラント体の植立で下顎孔伝達麻酔は一度も行ったことはありません．

4．上顎結節への伝達麻酔（図59）

上記の述べた方法で多くの場合は問題ありませんが，より確実に広範囲に，組織の挫滅を最小限にと考えた場合には，上顎結節伝達麻酔法があります．上顎骨体後面に2，3個ある歯槽孔部をねらって麻酔をする方法です．

この麻酔では，眼窩下神経の分岐である後上歯槽枝が麻酔されるので，上顎大臼歯部と周辺の歯肉および歯槽骨に効きます（口蓋側には効かないので別の麻酔が必要です）．上顎第二大臼歯の遠心部を刺入点とし，正中矢状面に対して約30～45°，上顎咬合平面に対して約45°の角度で約1.5cm進めて麻酔薬を注入します．

深く刺入しすぎると，翼突筋静脈叢や後上歯槽動脈の損傷による血腫，外側翼突筋損傷による開口障害を引き起こすことがあるので注意が必要です．実際の臨床で使用することはほとんどなく，筆者も一度も使ったことはありませんが，知識として覚えておきましょう．

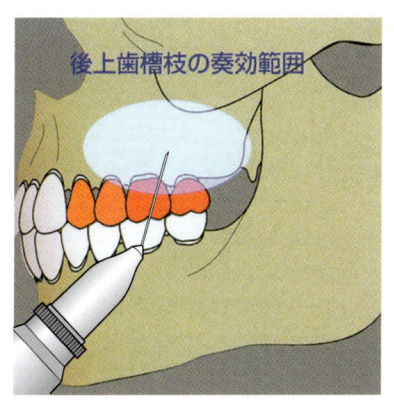

図59 上顎骨体後面にある歯槽孔部をめがけて針を挿入し，後上歯槽枝を麻酔する上顎結節への伝達麻酔もあるが，臨床ではほとんど用いられていない

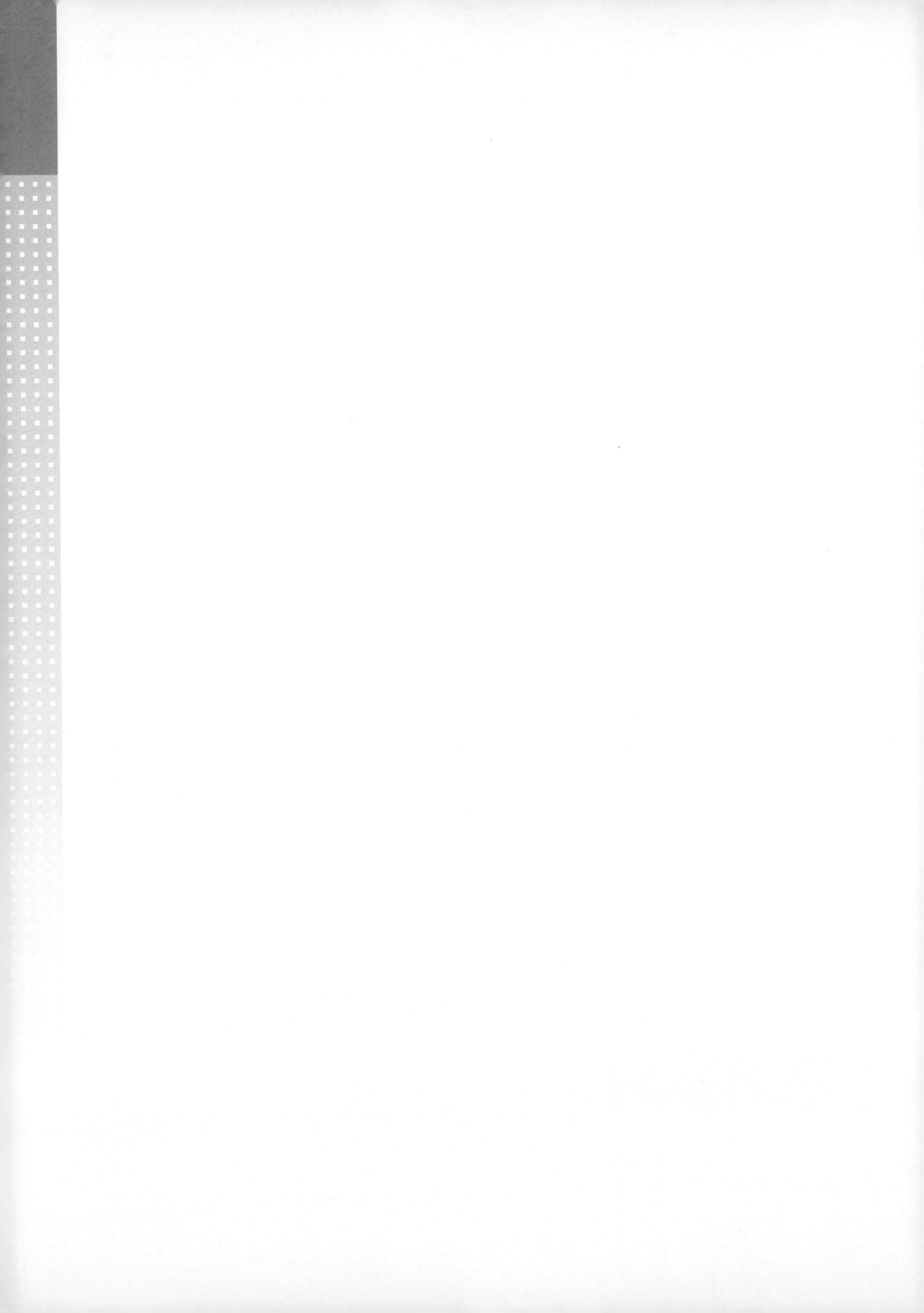

第3編　麻酔が効かないときの対応法

　学生時代から多くの先輩歯科医師の診療を見学してきたと思いますが，局所麻酔で困っている光景など，ほとんど見たことはないでしょう．しかし，かつての筆者もそうでしたが，臨床の経験が少ないうちは，必ずといってよいほど局所麻酔で悩むはずです．

　初めのころは，麻酔が効かないと，自分の技術不足と考えることでしょう．まずは知識と技術の向上を目指すべきなのですが，麻酔が効かない原因が患者側にあることも往々にしてあり，経験豊富な歯科医師が行ったとしても，麻酔が効かないことは十分に起こりうるのです．

　けれどもなぜ困らないかといえば，麻酔が効かない原因をしっかりと把握し，通常の麻酔法のほかに，「次の一手」をもっているからです．

　第3編では，いくつかある原因をしっかりと見きわめられるように，まずは知識の整理をしてみることにしたいと思います．そして，それぞれにあった「次の一手」を身につけられるようにと構成しました．この2つが達成できれば，局所麻酔についての「壁」を必ず越えられると思います．

1章 麻酔を奏効させるために／9つのチェックポイント

■ 原因を考える

　麻酔効果が不十分なとき，「ちょっと我慢してください」といって処置を進める光景を見ることがあります．我慢強い患者さんであれば問題なく処置ができるかもしれませんが，なかには痛みにより神経原性ショックを起してしまう方や，内科的基礎疾患が増悪してしまい重篤な結果を招く可能性もあります．「麻酔効果が不十分というのは，危険な状態なのだ！」ということを再認識しておかなければなりません．

Check 第4編・2章

　麻酔が効かないときには，必ず原因があるはずです．その原因を見きわめ，対処できる能力を身につけなければなりません．
　麻酔不奏効はいろいろな要素が重なって起こるものですが，基本に戻れば，多くの症例で問題の解決ができるはずです．
　まず，表1の項目を確認しましょう．

■ 麻酔が効かない場合の対処法／術者側に問題がある場合

1．局所麻酔薬の種類と選択

　現在，歯科臨床で用いられている麻酔薬の代表的なものは，リドカイン（キシロカイン®，キシレステシンA®など）と，プリロカイン（シタネスト®）です．シタネスト®はキシロカインに比べ効力は3/4程度で，作用の発現時間が遅く，持続時間も短いとされています．つまり，キシロカインと同じ感覚で使用してしまうと，麻酔効果が得られないこともあるので，投与量や待ち時間などを考慮する必要があります．

2．刺入点の部位と刺入回数

Check 第2編・1章

　浸潤麻酔の場合，針先が根尖相当部に到達していないと麻酔は効きません．この対処法は，デンタルX線での根尖部の位置確認と針の挿入方向の2つです．刺入点が多すぎると，注入した薬液が付近にある前方の刺入点から一部流出してしまい，麻酔薬が貯留しないことがあります．これは粘膜が薄くなっている部位で起こりやすいので，刺入点は必要最小限にとどめるようにします．
　P.26で3回法を推奨していますが，この方法なら同一部位に刺入点を求めるので，麻酔深度を徐々に深くしていくことで，麻酔薬の流出はほとんどありません．

3．麻酔薬の注入速度

　麻酔薬の注入速度が早いと，その圧力により周囲組織に麻酔薬が拡散し，目的とする部位への投与量が減少してしまい，麻酔効果が得られにくくなります．さらに，注入時に疼痛を伴い，場合によっては粘膜に潰瘍形成が起こることさえあります．

Check 第1編・6章

　忙しい日常臨床ですが，0.3〜0.5mlを約30秒かけて注入できる感覚を身につけて，守るようにします．

表1　続行か中止かの決断のチェックポイント

	中止	続行
薬液量	すでに4ml以上なら	4ml以下なら
精神状態	疲労感強く気分も悪い	健常で元気
患者さんの(意志)	恐怖感で続けたくない	意欲がある
注意力(術者側)	パニックになっている	落ち着いて平常心
時間の確保	患医ともこれ以上はない	双方十分な時間がある
待つ場所の確保	延長不可・待合室しかない	ユニット上で待てる

4. 投与量

投与量は，処置内容や患者さんの条件などによって変わってくるので，なかなか単一に決められません．最少必要量を意識しすぎて，少なすぎることもあります．特に全身疾患で問題のある患者さんでその傾向が強いと考えられます．投与量における一番の対応策は，患者さんへの問診です．その情報から，投与量を決めていくことが大切です．

5. 処置までの待ち時間

麻酔効果を得るためには，麻酔薬が浸潤する時間が必要です．その時間は，処置部位，組織の状態によって変わりますが，最低でも3〜5分は待たなければなりません．麻酔が十分奏効しないうちに痛みを与えてしまうと，疼痛閾値が低下し，その後時間が経っても麻酔効果が現れず，患者さんは触覚をすべて痛みとして感じてしまうことがあるので，待ち時間は十分にとるようにします．

6. 局所麻酔薬の変性

局所麻酔薬に添加されている血管収縮薬のアドレナリンは，光(日光，蛍光灯)により酸化され，しだいにその含有量は低下します．また，カートリッジに添加されている抗酸化剤も光の作用により変化し，局所麻酔薬溶液のpHの低下を引き起こします．カートリッジの保管も麻酔効果に影響を及ぼすことを覚えておきましょう．

麻酔が効かない場合の対処法/患者側に問題がある場合

1. 急性炎症，慢性炎症の存在

麻酔が効くためには，投与する組織の状態が問題になります(P.19参照)．急性炎症のある組織では，乳酸が産生され，麻酔薬がイオン化($R \equiv NH^+$)し，神経鞘を通過しにくくなるためです．また，炎症の存在は，滲出液のタンパク質が局所麻酔薬と結合したり，浮腫による局所麻酔薬の希釈，炎症による血管拡張のため局所麻酔薬の血中への移行促進など，局所麻酔薬の効果を低下させています．対処法は，投与量を増やす，歯根膜麻酔，伝達麻酔など別の麻酔方法を併用するなどです．

慢性炎症（歯根肉芽腫，囊胞など）があると，肉芽組織内に再生した神経組織が密に分布していることや骨の反応性緻密化により，局所麻酔薬が内部まで浸潤しにくくなっている場合があります．こうした場合には，肉芽組織内に直接麻酔を打つことが必要になります（P.57，図49-7参照）．

2. 解剖学的要因

解剖学的要因が理由で麻酔が効かないことは，下顎臼歯部以外にはほとんどありません．この場合には，通常の浸潤麻酔のほかに，骨孔に打つ麻酔や歯根膜麻酔，伝達麻酔などの麻酔法を併用するしかありません．つまり，浸潤麻酔のほかに次の一手をもつことが対処法になります．

Check 第2編・1章

3. 心理的要因

処置に対する強い不安や恐怖は，疼痛閾値を低下させるといわれています．また，睡眠不足や周囲環境によっても同様なことが生ずる可能性があります．過去に歯科治療で痛い経験をしたことで，「自分には麻酔が効かない」と思い込んでいる患者さんの場合は，不安感から疼痛閾値が低下しているだけでなく，実際に痛覚は遮断されているのに，触覚，圧覚などを痛みとして感じてしまうことがあります．

このような患者さんでは，十分に麻酔や処置についての説明を行うことや，注射器などを見せないようにするなどの配慮をするしかありません．第1編でもふれましたが，このようなことを起さないようにするために，初診時から患者さんとの信頼関係の構築が大切なのです．

Check 第1編・1章

「撤退」する勇気をもとう！

上記のチェック項目を行っても麻酔が効かないときには，処置を中止することもやむをえないことなのです（図1）．なぜなら，臨床は「人体」を対象としているので，いつでも「事故が起こらない」という安全性を確保しなければならないからです．

多量な麻酔薬の使用，効かないことへの不安，迫る時間など，患医ともに身体的，精神的に正常な判断を失いやすくなります．こんなときには冷静に考えることが最も大切です．そのためは，患者さんにしっかりと理由を説明し，処置を中止して，次回の来院までに効かない理由を考え，対策を講ずるようにします．

最初のうちは，「麻酔が効かない＝技量不足」と思うかもしれませんが，決してそんなことはありません．どの患者さんも，自分のことを親身になって心配してくれることを望んでいるはずです．私たち歯科医師がその期待に応えるように，精一杯の努力をしようとすることをうとましく思う患者さんはおられないはずです．

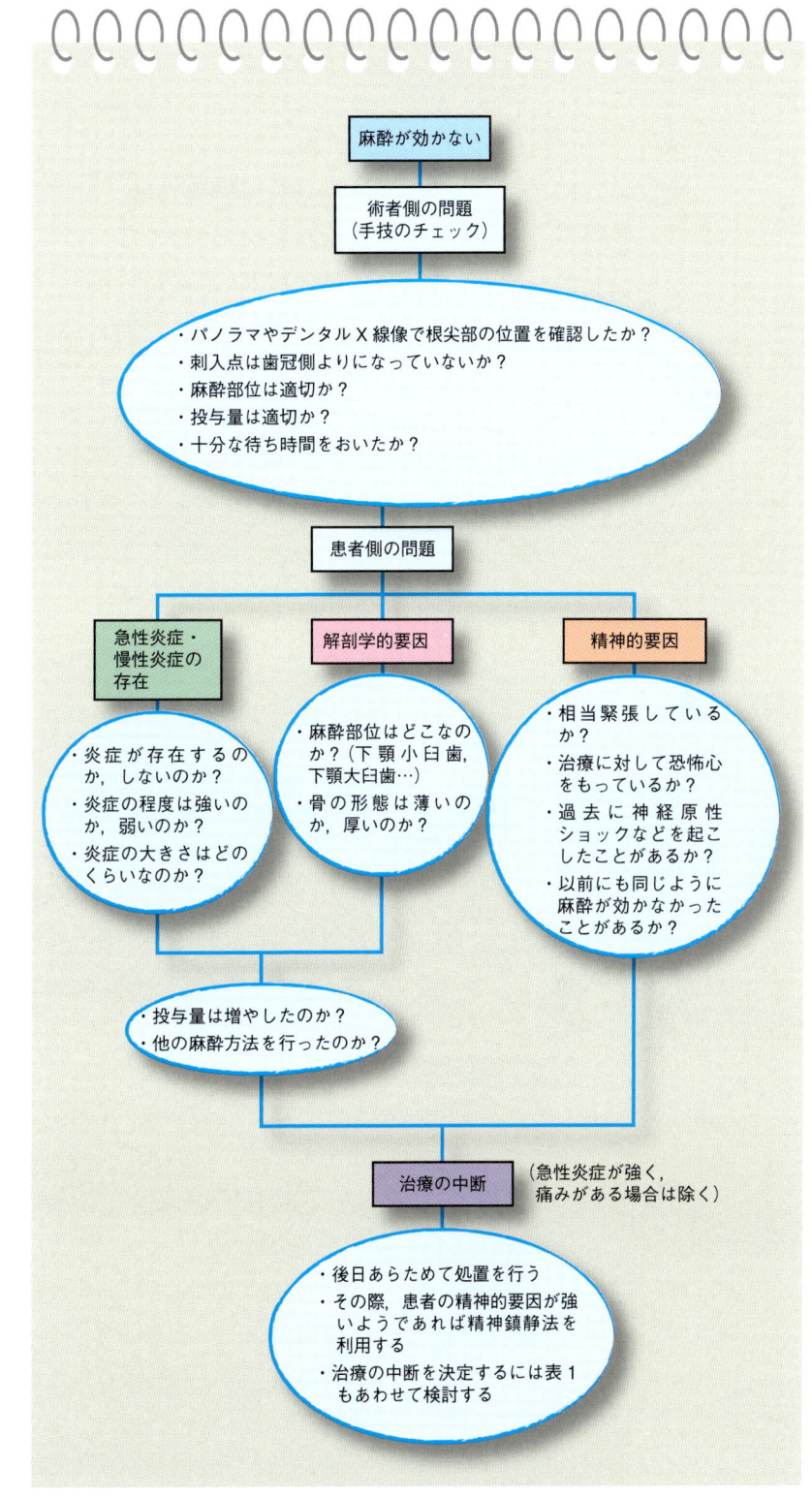

図1 麻酔が効かなかったときの考え方のフローチャート

```
麻酔が効かない
    ↓
術者側の問題（手技のチェック）
    ↓
・パノラマやデンタルX線像で根尖部の位置を確認したか？
・刺入点は歯冠側よりになっていないか？
・麻酔部位は適切か？
・投与量は適切か？
・十分な待ち時間をおいたか？
    ↓
患者側の問題
    ├── 急性炎症・慢性炎症の存在
    │     ・炎症が存在するのか，しないのか？
    │     ・炎症の程度は強いのか，弱いのか？
    │     ・炎症の大きさはどのくらいなのか？
    ├── 解剖学的要因
    │     ・麻酔部位はどこなのか？（下顎小臼歯，下顎大臼歯…）
    │     ・骨の形態は薄いのか，厚いのか？
    └── 精神的要因
          ・相当緊張しているか？
          ・治療に対して恐怖心をもっているか？
          ・過去に神経原性ショックなどを起こしたことがあるか？
          ・以前にも同じように麻酔が効かなかったことがあるか？
    ↓
・投与量は増やしたのか？
・他の麻酔方法を行ったのか？
    ↓
治療の中断（急性炎症が強く，痛みがある場合は除く）
    ・後日あらためて処置を行う
    ・その際，患者の精神的要因が強いようであれば精神鎮静法を利用する
    ・治療の中断を決定するには表1もあわせて検討する
```

麻酔が効かなかった原因をみると，術者側の問題よりも患者側の問題のほうが多いようです．だからといって，効かなかったときにすべてを患者側の問題とするのではなく，必ず自分の手技も見直しましょう．それが，局所麻酔の上達への第一歩になります．

2章 下顎孔伝達麻酔

下顎孔への伝達麻酔

伝達麻酔は，刺入点，奏効範囲が浸潤麻酔とは異なりますが，次の2点以外は使用する器具，薬剤などは基本的に同じです．

1．伝達麻酔用の針

下顎孔伝達麻酔では，必ず吸引試験が必要になります．30Gでは数十秒吸引しておかなければ，針が血管に刺入されているかどうか判定できないといわれており，ある程度の太さの注射針を選択する必要があります（図2）．

下顎孔までの距離は約2cmほどです．針の長さが21mmの注射針でも伝達麻酔は可能ですが，注射針が根元で破折してしまった場合，把持撤去が困難になってしまいます（P.80，図4参照）．

したがって，25～27Gで，長さ25mmあるいは30mmの伝達麻酔用の注射針を選択します．

筆者は30G，針長さ25mmの浸潤麻酔用の注射針を使用しています．細い針のほうが患者さんの苦痛が少ないと考えてのことです．

しかし，経験の浅いうちは，基本に忠実に伝達麻酔用の注射針を使用してください．患者さんに与える苦痛は大きいかもしれませんが，この場合は，痛みよりも安全性を重視することが大事だと思います．

2．吸引試験が行える注射筒

血管内に麻酔薬を注入してしまった場合には，心悸亢進，心拍数増加，血圧上昇などの変化が生じます．ですから，下顎孔伝達麻酔時に吸引試験が必要になるわけです．

Check 第1編・7章

プランジャーの先端が螺旋状や銛状になっているものや，自動吸引式注射器を必ず使用するようにします．

下顎孔伝達麻酔に必要な解剖学

1．神経の走行

下顎孔伝達麻酔に関係する神経は，下歯槽神経および舌神経です．

下顎の歯の知覚は，下歯槽神経より分岐した枝によって支配されているので，伝達麻酔を行うと，打った側の半側の歯がすべて麻酔されることになります．

また，下顎神経より分岐した舌神経が下歯槽神経の直前を通過していて，舌神経も麻酔されます．舌神経は，前歯部から大臼歯部の舌側歯肉に知覚に関与しています．この部分も麻酔効果が発現します（P.25，図16～18参照）．

つまり，下顎孔伝達麻酔を行うと，刺入した側の下顎半側すべてに麻酔が効くということになります（ただし前歯部歯髄は反対側からの吻合を受けており，効果が得られないことが多いとされています）．

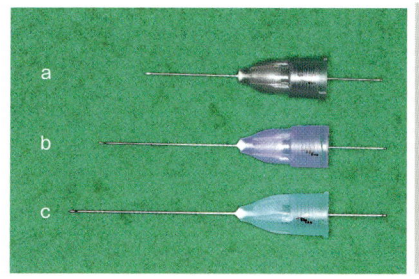

図2 さまざまな種類の注射針 a：31G・16mm（浸潤麻酔用），b：30G・25mm（伝達麻酔用），c：27G・30mm（伝達麻酔用）

図3 パノラマX線写真で下顎孔の位置を確認する．このとき，下顎咬合平面からどのくらいの距離にあるかもチェックする

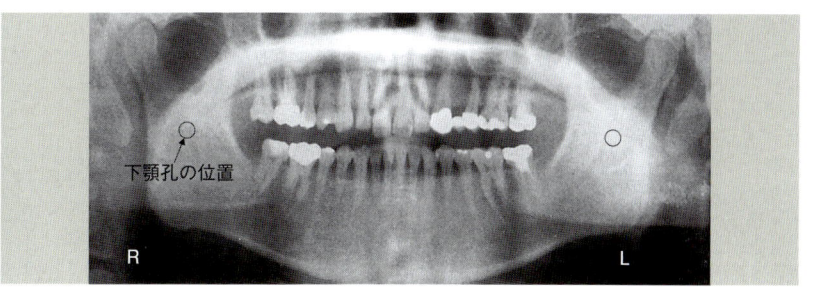

2. 周囲軟組織の解剖を理解しよう

　下顎孔伝達麻酔では，神経を取り囲んでいる周囲の軟組織の解剖像の理解が必須です．浸潤麻酔と違い，針を刺入する距離が長いこと，筋肉や血管の存在，そして何よりも内部が見えないといった条件下で麻酔を行わなければならないからです．術後の開口障害などを引き起こすこともあり，浸潤麻酔よりも難易度が格段に高い処置です．

下顎孔の位置をイメージしよう／刺入点を決める

　下顎孔伝達麻酔は，盲目下で行わなければならないので．そのため，「どこに下顎孔があるのか？」ということを，刺入する前にイメージをしておくことが大切です．

　まず，パノラマX線写真を参考にします（図3）．下顎枝のどのあたりに下顎孔が存在しているのか，大臼歯咬合面から下顎孔下縁部までの距離はどのくらいか？ということを確認します．実際に，下顎孔の位置を確認したわけではないのでわかりませんが，個人差といっても数mmだと思います．ですから，針を進める方向を「下顎咬合平面より約1cm上方」を基準として，下顎孔の位置の個人差に合わせて上下的な位置を決めていきます．

　次に，患者さんの側貌観で，皮膚面上から下顎孔の位置を想像しておきます．いままでパノラマX線写真を何百枚と見てきましたが，大きく下顎孔の位置がずれている症例はほとんどありませんでした．「下顎孔がやや高い位置にあるな？」と感じる症例では，「少し上方に向かって打とう」というように配慮する程度です．頬舌的な位置は，内斜線と翼突下顎ヒダの間にある粘膜の陥凹部が刺入点の位置になります（図4）．

麻酔作用の確認

　効果の発現には3～5分かかるといわれていますが，患者さんのなかには，1～2分で効果が現れる方もいます．下顎孔伝達麻酔では，下口唇にも麻酔が効くので，患者さんにうがいをしてもらい，うまくゆすげるかどうかを確認します．また，はっきりと口唇がしびれる，感覚に左右差があるなども奏効の判断基準となります．ここでも，浸潤麻酔のときと同じで，しっかりと時間を待つことが大切です．

下顎孔伝達麻酔の実際

図4-1　下顎孔伝達麻酔のイメージ図．針の刺入方向は，刺入点と反対側下顎犬歯と下顎第一小臼歯間を結んだライン上になる．多くの場合，1.8mlのカートリッジ1本を使用する

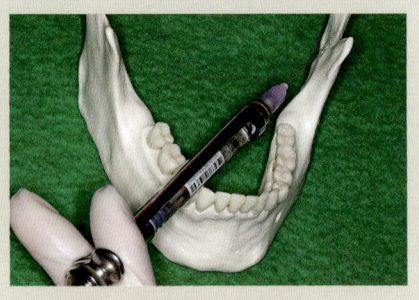

図4-2　大きく開口してもらう．下顎大臼歯遠心側に粘膜の高まりの部分がある．これが翼突下顎ヒダである

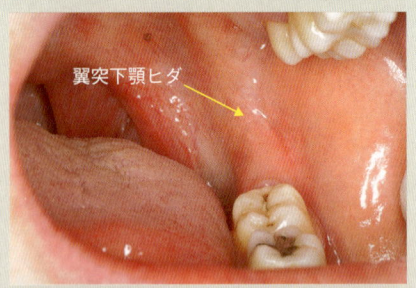

図4-3　粘膜下の骨形態をイメージしておこう

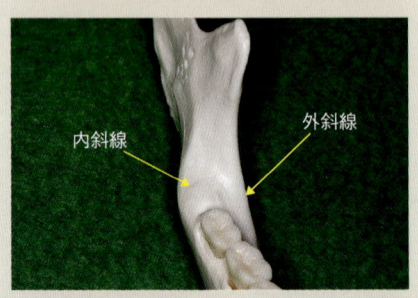

図4-4　内斜線をみつけるには，骨の触診を行う．人差し指で臼歯部の後方側を探り，外斜線から内側に向かって触診する．骨が少し突出しているので，触診で十分に確認できる

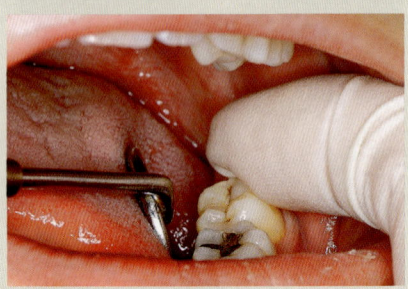

図4-5　決定した刺入点．翼突下顎ヒダと内斜線の間になる．口腔内では，やや陥凹している．高さは，下顎の咬合平面から約1mm上方，刺入点が決まったら，表面麻酔薬を塗布

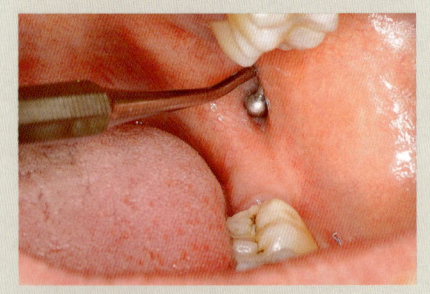

図4-6　骨形態を想像しながら針を挿入していく．注射筒の傾きは，下顎咬合平面と平行になるようにする．このとき，開口度をやや緩めたほうが内側翼突筋の緊張がとれて針が刺入しやすくなる．翼突下顎隙は，隙間なので，注射筒の重みだけでもスーッと入る感じがするはずである．ある程度の経験が必要だが，この「スーッ」という感覚を覚えよう

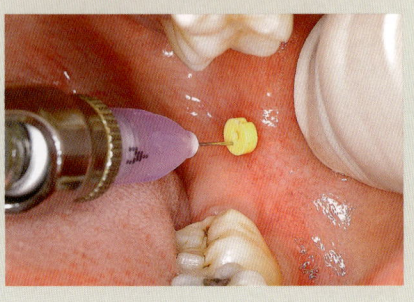

図4-7 1cmぐらいで骨面に当たる場合は，挿入方法が外側すぎて，臼後三角部あるいは下顎枝内面の前縁に到達していることが考えられる．このような場合には，注射筒を少し正中によせて刺入しなおす．針を2cm以上入れても骨面に当たらない場合は，下顎枝後縁から後方に針が突出している可能性がある．注射筒の向きが正中よりになっている場合が多いので，反対側小臼歯方向より刺入しなおす（文献[26]より）

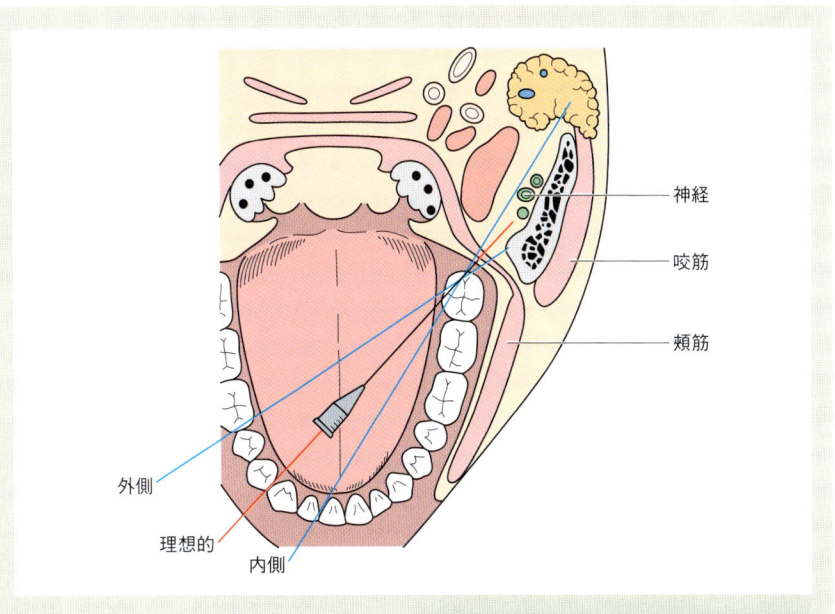

神経
咬筋
頬筋

外側
理想的
内側

図4-8 下顎孔伝達麻酔では，針の刺入長は，2cmというのが目安になるので，2cmの所にラバーストップをつけておくとわかりやすい．伝達麻酔に使われる麻酔針は，25mmあれば十分である

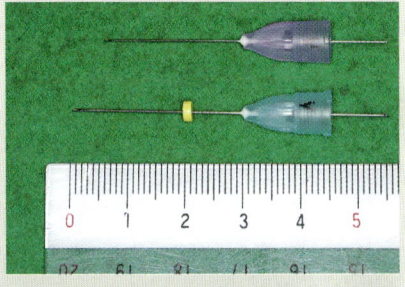

図4-9 骨面まで達したら，1～2cm針を引き戻し，必ず吸引試験を行う．自動吸引式注射器では，カートリッジ本体のみを操作する機構の部分を押す（P.35，図32参照）

図4-10 通常の吸引注射器の場合には，プランジャーをわずかだけ少し後方に引く．引きすぎるとカートリッジごと後方に下がるので，吸引試験ができない

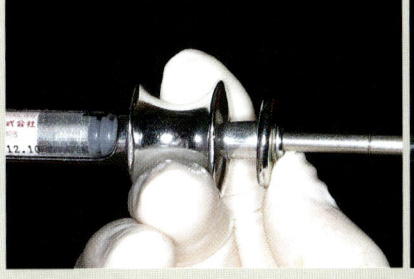

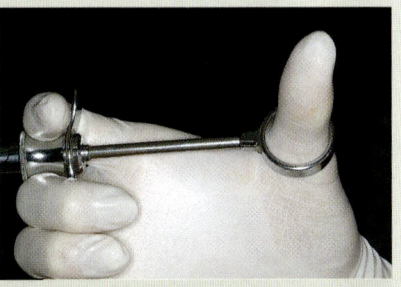

図4-11 吸引試験で血液が逆流すると，カートリッジ内に血液が入ってくる．血液が逆流した場合は，血管内に針先が入っている可能性が高いので，位置を変える．通常，血管は神経と接して走行しているので，前後的にはよいところに位置しているので，1～2cm引き戻し，再び吸引試験を行い，逆流がなければ，薬液注入を行う．また，カートリッジに血液が入っていても．大量でなければ問題はない．あとはゆっくりと薬液を注入すればよい

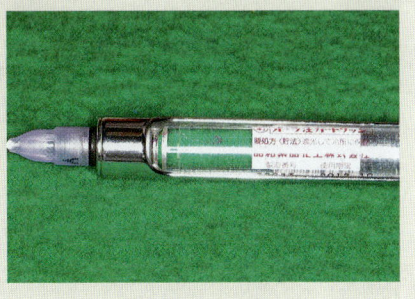

上顎における伝達麻酔

　眼窩下孔，上顎結節，切歯孔，大口蓋孔の4種類があります．抜歯時や急性炎症が強い場合，広範囲に麻酔を効かせたいときに有効な麻酔方法ですが，上顎骨は皮質骨が薄く多孔性のため，通常の浸潤麻酔で問題なく処置ができるので，日常臨床で用いることはほとんどないと思います．ただ，「次の一手」として，覚えておきましょう．

●上顎への伝達麻酔のポイント

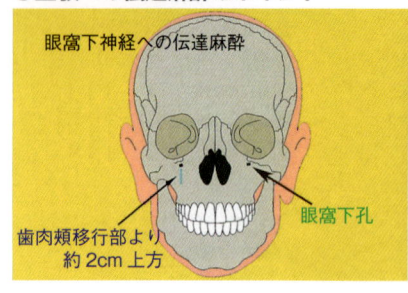

図5　眼窩下神経への伝達麻酔は第一あるいは第二小臼歯部の歯肉頬移行部から2mm足らずのところにある眼窩下孔下縁に向けて行う

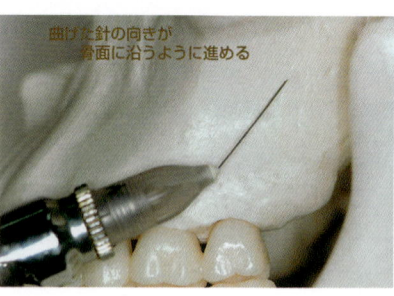

図6　歯槽孔への伝達麻酔は，曲げた針の向きを上顎骨面上に沿わせて進める．このとき，針を45°ほどに曲げておくと挿入しやすくなる

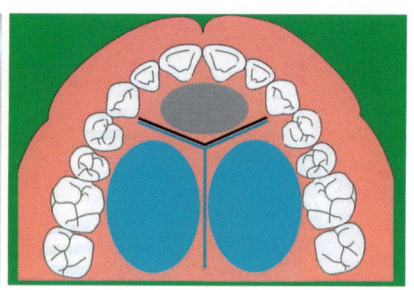

図7　切歯孔と大口蓋孔への伝達麻酔はそれぞれに奏効範囲がある．前者は口蓋粘膜の前方部分（グレーのゾーン）で後者は後方部分（ブルーのゾーン）である

処置後の説明

患者さんを安心させるためには，処置後に起こりうる可能性についてできるだけ説明しておくことが必要です．下顎孔伝達麻酔の際には，次の2点を必ず話しておきます．

1. 下口唇の咬傷について

神経の走行上，下口唇の感覚が麻酔されます．麻酔が切れる前に，食事などをとると誤って唇を咬んでしまうことがあります．このとき，知覚がないので咬んでしまうとかなりの深い傷を生じます（筆者の経験でも，過去に1人起こした方がおられます）．ですから，咬傷については必ず説明をしておきます．

2. 麻酔後の開口障害および開口時の痛み

麻酔が切れた後に，口が開きずらい，口をあけると痛いといわれることがあります．さまざまな要因はありますが，伝達麻酔時に内側翼突筋を損傷すると，このような症状がでます．

麻酔時の損傷で起きたことなので，通常数日から1週間で軽快します．

これは術者のテクニックで予防できるものなので，正確な解剖学の知識，技術を身につけるようにします．

COLUMN 6

舌神経を麻酔するには

「舌神経を麻酔するために5mmぐらい引き戻したところで，再び薬液を注入する」と書かれている教科書もあります．多くの場合，この操作をしなくても舌神経の麻酔が得られるので，筆者は行っていません．翼突下顎隙に麻酔薬が入れば十分に麻酔効果が期待できるからです．

また，舌神経は下顎舌側の歯肉に知覚に関与していますが，この部分に麻酔が必要な場合というのは，歯周外科，埋伏歯の抜去時などです．大臼歯頬側歯肉は頬神経支配なので，別に麻酔が必要になります．その際に舌側の歯肉まで麻酔範囲を拡大していけば，臨床上問題ないからです．

刺入点が増えるので，「組織を挫滅する」という意見もありますが，安全性重視で行いたいと考えています．

COLUMN 7

翼突下顎隙

　下顎孔伝達麻酔は，下顎孔に直接注射針を到達させるというよりも，翼突下顎隙を麻酔薬で満たすことよって麻酔作用が発現する方法です．翼突下顎隙とは，下顎骨下顎枝内側に存在する狭い裂隙状の隙間のことで，外側壁は下顎枝，内側壁は内側翼突筋，上縁は外側翼突筋によって構成されています（図A）．

　翼突下顎隙を見つけるためのポイントは2つあります．1つ目は骨の触診で，まず，大臼歯部歯肉頬移行部から後方をさぐり，外斜線を触知します．そこから，内側に向かって内斜線を触知します（図B）．骨が少し突出しているので，触診で必ず確認できるはずです．臼後三角部と下顎枝内面が滑らかに移行している場合もあるので，しっかりと確認をするようにしましょう．

　2つ目は，翼突下顎ヒダです．翼突下顎ヒダは，粘膜下では翼突下顎縫線に対応しています．大きく開口してもらうと，粘膜の高まりとして確認できるはずです．この翼突下顎縫線のすぐ外側に内側翼突筋が走行しています．翼突下顎隙を構成している外側壁と内側壁がわかるので，その奥に隙が存在することがわかります．実際の口腔内では，大きく開口してもらい，内斜線と翼突下顎ヒダの間の粘膜の陥凹を確認するようにしましょう．

　翼突下顎隙の奥には何があるのでしょうか？（P.71，図4-7参照）　下顎孔伝達麻酔は目に見えないところに針を推し進めていきます．さらに，翼突下顎隙は隙間なので，針の挿入方向をまちがえてしまうと，かなり奥まで入っていってしまいます．この奥には耳下腺が存在しており，その中には顔面神経が走行しています．この部分の顔面神経は，表情筋の運動を支配しているので，誤ってこの部分に麻酔をしてしまうと，鼻唇溝の消失，眼瞼不全，口笛不能といった症状が出ることがあります．もちろん，麻酔薬の作用時間だけ症状が持続するので問題はないかもしれませんが，こういった症状を起こさせないためにも，しっかりとした解剖学の知識が必要です．

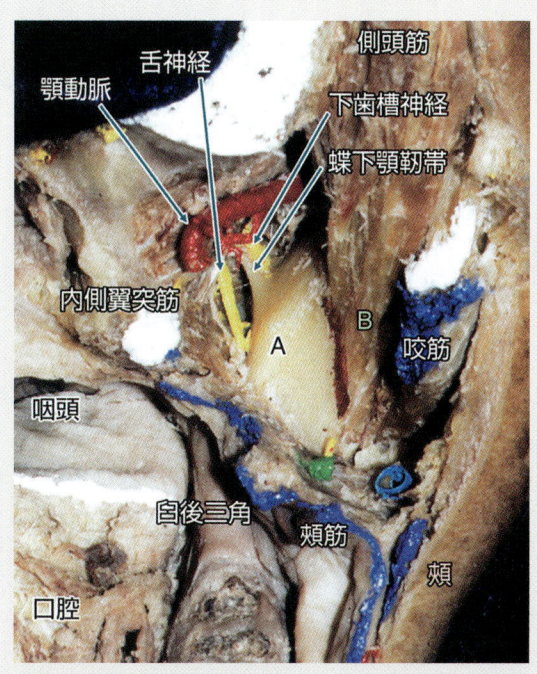

図A　翼突下顎隙は下顎枝内側，外側翼突筋，内側翼突筋によって構成されている（文献7)より）

図B　刺入部位の粘膜下の構造（文献7)より）↗

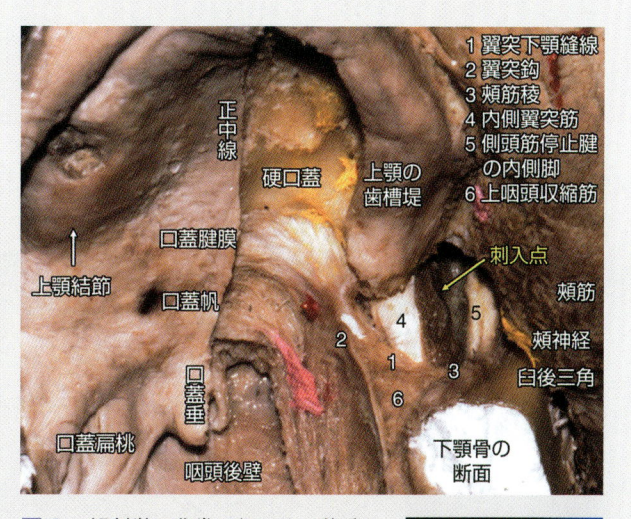

図C　解剖学は非常に細かく，苦手とする方も多いと思う．北村清一郎先生編著の「臨床家のための口腔顎顔面解剖アトラス」は，ふだん私たちが見ているが口腔内との比較が随所に掲載されており，解剖の理解を助けてくれる．臨床医として，麻酔や外科のシミュレーションに際して大いに参考になる本である

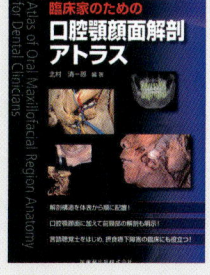

3章 知っておくと便利な精神鎮静法

Check 第1編-2章

■ 精神鎮静法とその適応症

多くの患者さんが「歯科治療は痛い」と思っています．痛みによって生体はさまざまな反応が生じます．そのために麻酔による除痛を図り，精神的緊張を和らげるようにするのですが，なかなかうまくいかないこともあります．そのようなときに，患者さんの意識を失わせずにリラックスした状態にする方法が鎮静法です．

鎮静法は，全身に及ぼす影響が少なく，全身麻酔に比較して簡単に行うことができるので一般開業医でも活用されています．ただし，忘れてはならないのが，鎮痛効果はほとんどないので，痛みを伴う処置の際には必ず局所麻酔が必要になるということです．

適応症ということでは，歯科治療を受けようとするすべての患者さんは，少なからず不安をもち，緊張していることから，全員が適応症ともいえます．特に，歯科治療に恐怖心の強い方，嘔吐反射の強い方，神経因性ショック（デンタルショック）を起したことがある方など，「神経質な患者さん」に最も有効です．

このほかにも，全身疾患の急性化の予防，乳幼児や障害者などで治療に必要な時間の姿勢保持が困難な場合や，局所麻酔薬の効果が不十分な患者さんなどにも使用することがあります．また，外科処置（歯周外科処置，埋伏抜歯，インプラント体の植立手術）時など，侵襲が大きい場合にも適しています．

「すべての患者さんに適応」と述べましたが，精神鎮静法の最終目標は，患者さんの不安や恐怖心を和らげ，歯科治療に慣れていただくことによって，精神鎮静法がなくても歯科治療を受け入れられるようにすることです．ですから，安易に用いるのではなく，まずは不安を和らげるように努力して，それでも無理な患者さんに使用するという考え方をとっています．

■ 笑気吸入鎮静法

笑気（亜酸化窒素：N_2O）を酸素（O_2）と混合して吸入させることによって鎮静効果を得る方法です．テクニックが比較的容易で安全性が高いので，一般開業医でも十分に行うことができます．筆者も埋伏歯の抜歯など，外科処置の際に使用しています．

この方法は，鼻から吸入をしてもらうので，鼻閉がある患者さんには適応ができません．また，慢性呼吸器系疾患（肺気腫など），中耳疾患，病的閉鎖腔のある患者さん（気胸，ブラ；肺の中に生じた穴のことなど）や，妊娠初期の方については避けるようにします（図8）．

■ 静脈内鎮静法

静脈内鎮静法は，薬物を静脈から投与し，中枢に作用させて鎮静状態にする方法です．

表2 笑気吸入鎮静法の臨床手順

① 笑気吸入鎮静法の目的,必要性,安全性などを十分に説明し,患者さんの同意を得る.不都合な疾患などがないかも確認する
② 全身状態や精神状態を把握し,必要に応じて自動血圧計,心電図,パルスオキシメーターなどのモニター機器を装着
③ 鼻マスクを装着させ,100% O_2 を数分間吸入させる.このとき,鼻呼吸をしているかを確認する
④ N_2O 濃度を10%に設定をして数分間吸入させる.このとき,患者さんに話しかけコンタクトを保つようにする.その後,徐々に N_2O 濃度を20〜30%まで上げる.至適鎮静が得られる N_2O 濃度には個人差があるので,反応を観察しながら行う
⑤ 至適鎮静状態になったら,鼻呼吸の継続を指示し,歯科治療を開始する.処置内容によっては局所麻酔を併用する
⑥ 処置が終了すると同時に,100% O_2 に戻し,5分以上吸入させる.その後,患者さんの表情の観察,対話などによって鎮静状態の回復を判定し,酸素投与を中止する
⑦ 帰宅させる場合には,安全を確保する

表3 静脈内鎮静法の臨床手順

① 静脈内鎮静法の目的や必要性,安全性などについて十分に説明し,患者さんの同意を得る.問診などは全身麻酔に準じて行う.笑気吸入鎮静法と違い,処置後,回復するまでに時間がかかることや,ふらつきが生じることがあるので,事前に帰宅方法も確認しておく.できれば付添人といっしょに帰宅することが望ましい
② 処置当日は,全身状態を把握し,注意点や帰宅方法などを再度確認する
③ 仰臥位にして,血圧計,心電図,パルスオキシメーターなどのモニターを装着.呼吸や循環器系への注意が必要なので,静脈内鎮静法では必ず装着する
④ マンシェットの反対側にある手背,前腕に静脈路を確保し,患者さんの状態を確認しながら,ゆっくりと薬剤を投与する
⑤ 自覚的症状や他覚的所見から,至適鎮静状態に達したことを確認した後,局所麻酔下で治療を開始する.薬剤投与後,数十秒で鎮静状態になる
⑥ 治療中は,患者さんの状態,モニターなどから鎮静状態を把握し,必要に応じて薬剤を追加投与する
⑦ 歯科治療が終了したら,安静を保ちながら鎮静状態の回復を待つ.回復状態が遅いようならば,投与薬に応じた拮抗薬を投与する
⑧ 患者さんの回復状態を確認して,帰宅させる

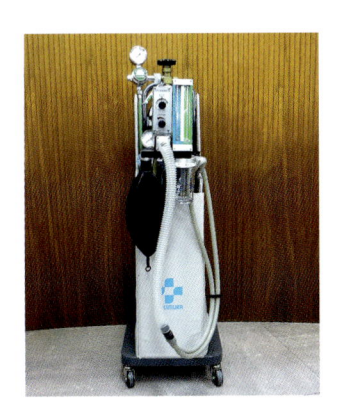

図8 笑気吸入鎮静器.N_2O と O_2 が一定の流量で持続的に流出する

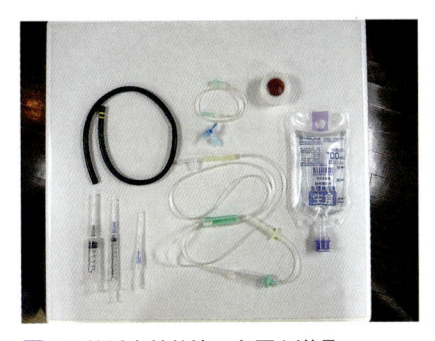

図9 静脈内鎮静法に必要な道具

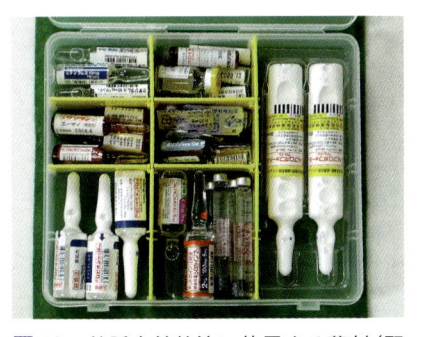

図10 静脈内鎮静法に使用する薬剤(緊急時の薬剤も含む).多くの薬剤の使い分けが必要なので,麻酔科医が行う

笑気吸入鎮静法に比べて効果発現がすみやかで,患者さんの協力度にかかわらず効果が安定しています.

この方法は,静脈路の確保や,使用薬剤の種類によっては呼吸抑制も起こりうることなどがあるので,ある程度の全身管理の経験を積んだ歯科医師(麻酔科医)が行う必要があります.筆者も広範囲にわたる外科処置の際には,麻酔科医を呼んで管理をしてもらっています.

絶対的禁忌症はありませんが,高度の肥満,小顎症など上気道閉塞を起こしやすい患者さんや,呼吸・循環器系の予備力が低下している方などでは注意が必要です(使用薬剤によっては,禁忌症があります).

このほかにも服用薬剤によっては注意が必要な場合もあるので,その意味でも麻酔科医と連携をとったほうが安心できます(図9,10).

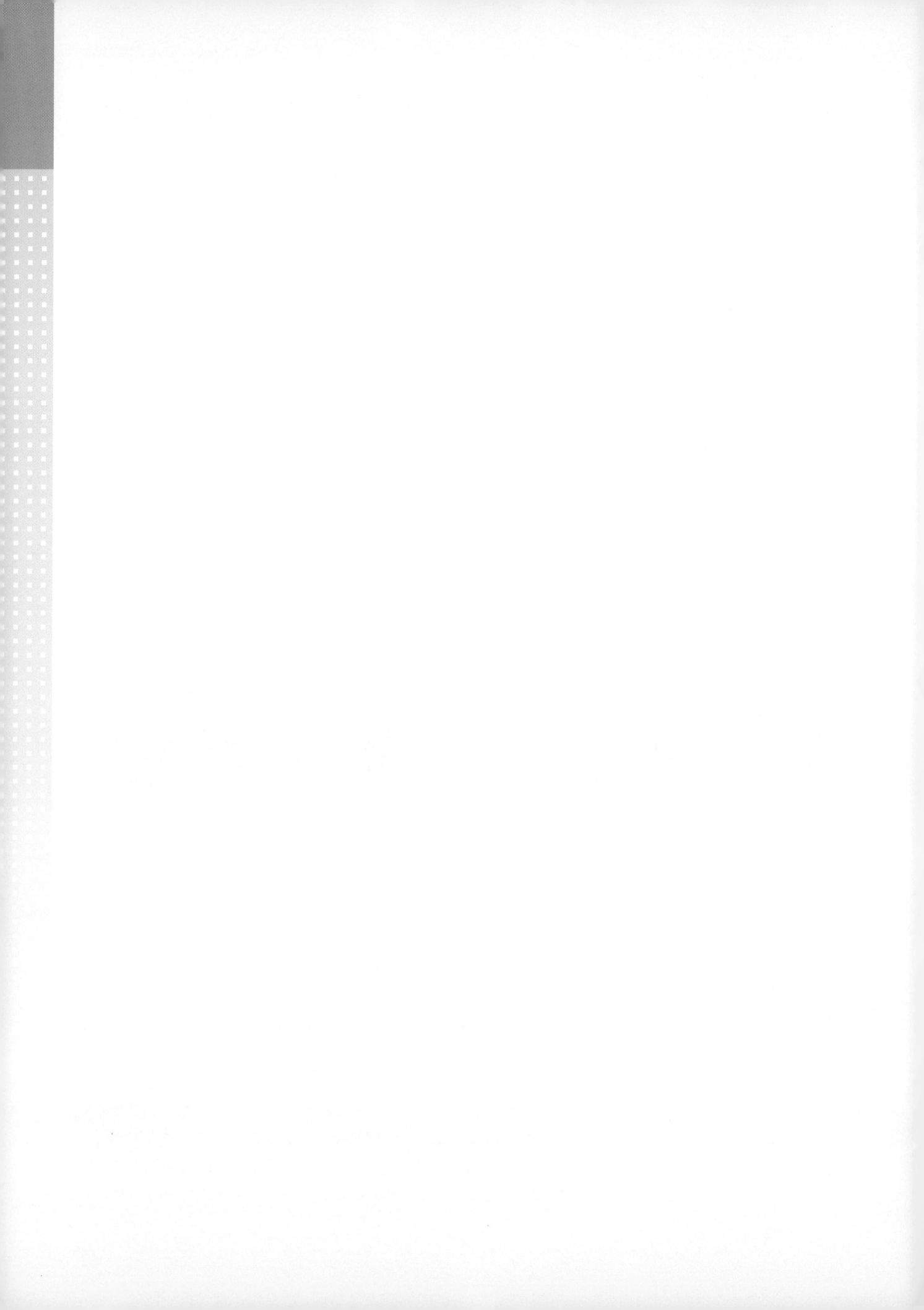

第4編　局所麻酔時の偶発症

　局所麻酔は，患者さんの痛みを取り除き，安心して安全に歯科治療をするには欠かせないものです．しかし，ときとして予期せぬ事態を引き起こすことも忘れてはなりません．それが偶発症です．

　偶発症は，臨床医として最も遭遇したくないことの一つでしょう．しかし，偶発症のほとんどが，乱暴な麻酔手技，歯科治療におけるストレスによって引き起こされています．表現を変えれば，注意深く行うことで防げるということです．

　予防の第一の要件は，術者側が局所麻酔に対する危険性を日ごろから認識することです．しかしながら，どんなに注意をはらっても，不可抗力的な「偶発症」もあるので，起きてしまった場合には，しっかりと対応策がとれるように準備をしておくことも必要です．

　第4編では，一般的な偶発症について，その発生要因と対処法について整理しました．偶発症を起こさないために「何に注意すべきか？」ということを十分に理解してほしいと思います．

1章 局所麻酔時の局所的偶発症

偶発症とは？

治療中や治療後さらには治療を行う前に，歯科治療では目的としなかった具合の悪いことが生ずることがあり，これを偶発症とか合併症といいます．

これには局所的なものと全身的なものがあり，全身的な偶発症ではときに死亡に至ることもあります．

麻酔時に局所的偶発症を引き起こす原因はいろいろありますが，多くは術者の解剖学的知識の不足，手技的な問題，器具および局所麻酔薬の取り扱いなどに由来しています．つまり，術者が気をつければ，ほとんどが予防できるものです．

しかし，発生してしまったときには，その原因がわからなければ対処ができないわけですから，患者さんの管理の一要因として，偶発症に対する理解を深めておく必要があります．

局所的偶発症とは，局所麻酔を行うことによって，その周囲に限局して起こるものをいいます（表1）．

浸潤麻酔による偶発症

1．注射後の疼痛，内出血，血腫形成

浸潤麻酔時の乱暴な注射操作や切れない注射針の使用（P.37，図37参照）によって引き起こされます．その際に，血管を損傷し血液が粘膜下ないし皮下組織内，あるいは筋層に沿って広がり，紫斑を形成したものを内出血と呼び，血液が組織内に貯留した場合を血腫と呼びます．

血管の豊富な場所に起きやすく，部位としてはオトガイ孔，下顎孔，上顎結節などに注意が必要です．症状としては，顔面や粘膜部に腫脹をきたし，周囲組織を圧迫するため，顎を動かすと痛みが生じたりします．

多くの場合，血腫は24〜48時間で消退し，紫斑は1〜2週間で消失します．予防的に抗生物質投与をする場合もありますが，患者さんに状況をよく説明し，経過観察で対応して問題ありません．

2．潰瘍形成，壊死

浸潤麻酔時に過量の局所麻酔薬を強圧で注入した場合に，局所の循環障害によって生じます．歯間乳頭部・口蓋粘膜への浸潤麻酔で発症しやすいとされています（図1）．また，動脈硬化症や糖尿病があると，歯肉や歯槽粘膜の血流が悪いために起こしやすいので，注意が必要です．

症状としては，麻酔後1〜2日経過してから発現し，注射針刺入部の潰瘍ではアフタ性口内炎に似た症状を呈します．

処置としては，抗生物質の含有された軟膏を塗布しますが，塗布しなくても1〜2週間で回復します．

表1　局所麻酔時の局所的偶発症

浸潤麻酔で起こるもの	伝達麻酔で起こるもの	その他，両方に起こるもの
① 注射後の疼痛 ② 内出血，血腫形成 ③ 潰瘍形成，壊死 ④ 皮下気腫	① 開口障害 ② 顔面神経麻痺 ③ 咬傷 ④ 遷延性知覚麻痺，後麻痺 ⑤ キューンの貧血帯	① 感染 ② 針の破折と組織迷入 ③ 誤薬の注射 ④ 麻酔効果不全

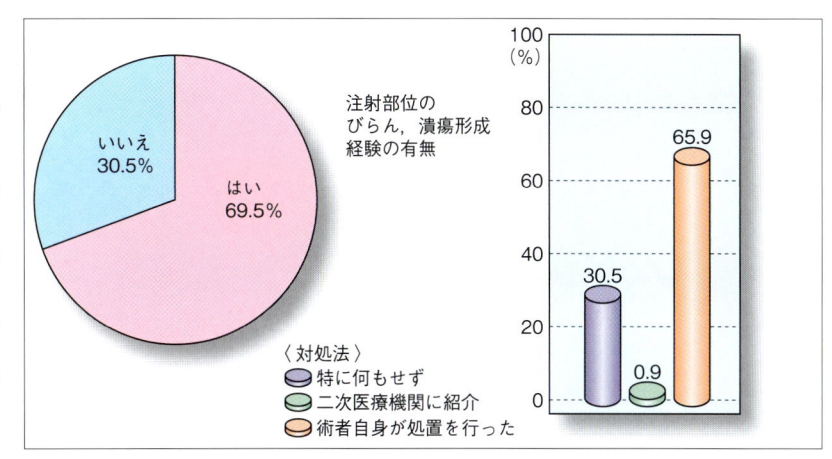

図1　注射部位へのびらん，潰瘍は比較的遭遇する偶発症であるので，適切な圧力，注入速度を守るべきである．図に示した調査では，70％（223名）の歯科医師が経験している．発生部位は下顎臼歯部（60），口蓋部（32），上顎臼歯部（27），歯間乳頭部（18），歯肉頰移行部（16），刺入点（11），前歯部（10），辺縁歯肉部（3）などであった．経過観察と自院での処置がほとんどであり，二次医療機関への紹介は2名であった．処置内容は，洗浄（42），抗生物質・ステロイド軟膏塗布（67），抗生物質投薬（18），レーザー照射（10），歯周パック（1）などであった（文献[3]より）

3．皮下気腫

根管治療時にエアシリンジで根管を乾燥させる場合に起こることは知っていると思いますが，局所麻酔時においても，きわめてまれではあるものの，骨膜下麻酔を強圧で行うと発生するといわれています．

症状としては，特有の捻髪音を生じます．対応方法としては，早期に消退させるための有効な方法はないので，患者さんの不安感を軽減するために状況を十分に説明し，経過観察をします．また，感染の危険性が考えられるので，抗生物質の投与は必ず行います．

伝達麻酔による偶発症

1．開口障害，顔面神経麻痺

下顎孔伝達麻酔時の不適切な操作によって生ずることが多い偶発症です．刺入点，針の挿入方向に注意が必要です．

顔面神経麻痺は，上顎結節，下顎孔伝達麻酔時に，注射針を深く刺入しすぎて翼突下顎隙の後方に麻酔薬が浸潤することによって起こることがあります．眼瞼の閉鎖不全，鼻唇溝の消失などの症状が認められます．

開口障害への対応法ですが，注射針による内側翼突筋の損傷ですから，1週間程度で回復するので，経過観察になります．顔面神経麻痺についても，麻酔薬が代謝されれば回復するので，特に処置は必要ありません．

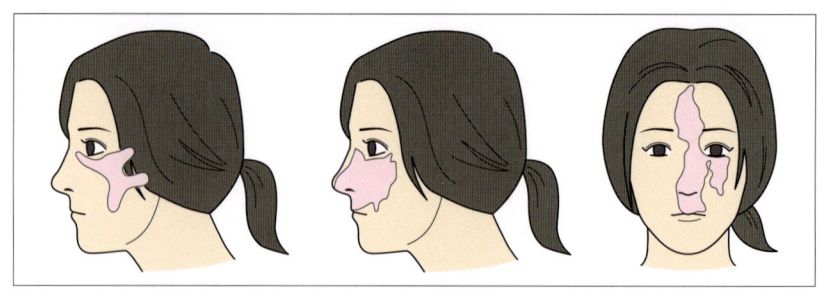

図2　伝達麻酔後に現れるキューンの貧血帯．左から，大口蓋孔注射時，上顎結節注射時，切歯孔注射時に現れた貧血帯を示す

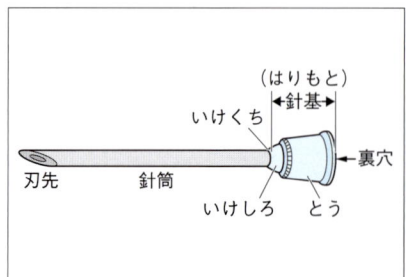

図3　注射針の構造

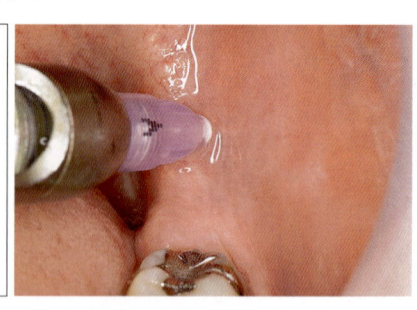

図4　どのような麻酔であっても，針筒がすべて隠れるほど挿入してはならない．適切な長さの注射針を選択する（下顎孔伝達麻酔時）

2．咬傷（頰粘膜，口唇，舌）

　下顎孔伝達麻酔や下顎の浸潤麻酔後に生じやすく，特に小児に多くみられます．麻酔奏効による不快感から故意に咬んでしまって，浮腫や潰瘍を形成することがあります．

Check 第3編・2章

　下顎孔伝達麻酔などを行った際には，十分に注意をするように説明をすることが大切です．

　咬傷が生じたら，止血を行い，抗生物質含有の軟膏などを塗布し，創傷面を保護するようにすれば，自然治癒します．

3．遷延性知覚麻痺，後麻痺

　注射針による直接的な神経線維の損傷，血腫などによる神経線維の圧迫によって生じます．直接的な神経線維の損傷は，下顎孔伝達麻酔時の下顎神経や，下顎小臼歯部のオトガイ神経に特に注意が必要になります．

　下顎孔伝達麻酔時に，注射針の先端がめくれていると生じやすいため，必ず鋭利な注射針を使用するようにします（P.37，図37参照）．

　麻酔効果が切れているにもかかわらず麻痺が続くようならば，これらを疑うべきです．

　多くの場合は自然に回復しますが，回復しない場合には，温罨法，赤外線，ビタミンB製剤などの療法を行います．この場合，あまり長期間，経過観察をするのではなく，口腔外科に紹介をすることも考えるべきです．

4. キューンの貧血帯

眼窩下孔，上顎結節，大口蓋孔切歯口などの伝達麻酔直後に境界明瞭な貧血帯が現れることがあります（図2）．血管の極度の攣縮による局所貧血，添加血管収縮薬の作用によるものとされていますが，確かなことは不明です．貧血帯は通常数十分後には自然消失し，その後当該部に皮下出血，紫斑を形成しますが，1～2週間で消退するため，経過観察で問題ありません．

どちらの麻酔時にも起きる偶発症

1. 感 染

歯面や感染巣に接触した注射針による感染の拡散がおもな原因で，注射部位の消毒やディスポーザブル針の使用などを心がけるようにします．症状としては，発赤・腫脹・疼痛が認められ，それへの対応は，抗生物質の投与ですが，ひどくなると切開，排膿が必要になります．その後は，注意深く経過観察を行います．

2. 針の破折と組織への迷入

最近はディスポーザブル注射針の使用が大部分を占めているため，こうした偶発症はほとんど起きないでしょう．しかし，過度に針を屈曲させたり，組織内での無理な方向変換や，患者さんの突然の動きなどによって起こる可能性について考えておかなければなりません．

折れるとすれば，いけくちのあたりからが多いので，針筒すべてを軟組織内に入れないように注意をします（図3，4）．そうすれば，もし折れても針の一部が口腔内に露出しているので，鉗子や持針器などで引き抜くことができます．

何よりも，正しい使用法および操作法を行うことが最大の予防法になります．

3. 誤薬の注入

現在，歯科で用いられている局所麻酔薬は，カートリッジタイプがほとんどなので，誤薬の可能性はほとんどありません．ただし，消毒のために注射器やカートリッジを消毒用アルコールなどに浸しておくと，使用時にアルコールが組織中に入って神経線維の変性を起こし，知覚麻痺を生ずる可能性はあります．(P.93，図24参照)

Check 第4編-4章

症状としては，注入時に激痛を訴えるので，操作をただちに中止します．これも，薬剤管理を含めた日常での注意が最大の予防法になります．

このように局所的偶発症をみてみると，対処法の多くは経過観察が主体になるので，生じた場合には，あわてずに症状を確認し，患者さんへの十分な説明を行うことが大切ということになります．

2章 局所麻酔時の全身的偶発症

■ 全身的偶発症とその原因

　全身的偶発症の発生原因は，不安，緊張，痛みなどによった精神的ストレスの影響と局所麻酔薬およびその添加薬による薬理学的影響によるものがあります．精神的ストレスによるのもは，内科的疾患が増悪するものと，内科的疾患に関係なくストレスの生理的反応として呼吸・循環の異常を起こすものに分けられます（**表2**，**図5**）．

　大多数の偶発症は，歯科医師による適切な処置で回復する軽症ものですが，なかには医師による診断や処置を必要とするものや，ごくまれではありますが死亡に至る重篤な場合もあります．

■ 全身的偶発症への対応法

1. 内科的疾患が増悪する場合への対応

　ストレスにより，生体にさまざまな反応が起こります（**図6**）．循環器系，呼吸器系，内分泌系など，単独に反応しているのではなく，すべてが連動して生体の恒常性を維持しようとしているのです．内科的疾患をもっている患者さんの治療では，麻酔薬の種類，投与量などいろいろなことに配慮しなければなりませんが，急性発作や急性増悪はストレスが加わることによって引き起こされます．ですから，何よりもストレスを与えないようにすることが大切です（**表3**）．

2. ストレスによる生体反応への対応／神経原性ショックを例に

　ストレスが加わると，生体はどのように変化するのでしょうか？

　筆者も大学時代は，全身的偶発症別に血管拡張，血圧低下，頻脈などといった言葉を必死に覚えた記憶があります．しかし，これらはすべて関連しているので，流れを理解していれば，自然と生ずる症状などが見えてきますし，対応方法もなんとなく想像できるようになります（詳細は専門書を参考に！）．

　ストレスが加わると，まず交感神経が緊張するため，末梢血管の収縮や心拍出量が増加します．これにより血圧が上昇し，脈拍の上昇が生じます．ある一定以上に血圧が上昇すると，生体が「これ以上は危険」と判断し，受容体圧反射により迷走神経が緊張し，今度は血圧低下，徐脈になり，脳への酸素の供給量が少なくなって一過性の脳貧血に陥ります．通常は，生体が恒常性を保とうとして血圧は回復しますが，この機序が働かないか，働いても血圧が戻らない場合に，神経原性ショックが起きてしまうのです（**図7**）．

　対応方法は，心臓から血液を十分に送り出せるように，血液を心臓に集めるように水平位にして両下肢を挙上させます（**図8**）．さらに貧血に対しては酸素吸入です．大部分の症例では，これらの処置で5～10分以内に回復をします．神経原性ショックは歯科治療中に最も多くみられるものなので，対処法を身につけておくべきです．

表2 歯科診療時の全身的偶発症の原因と種類

ストレスによるもの		薬剤によるもの
内科的疾患が増悪するもの	内科的疾患に関係なく起こるもの	
① 心血管系疾患 ┌ 高血圧 　　　　　　　├ 狭心症 　　　　　　　└ 心筋梗塞 など ② 呼吸器系疾患…喘息発作 ③ 内分泌系疾患 ┌ 糖尿病 　　　　　　　├ 副腎機能低下症 　　　　　　　└ 甲状腺機能亢進症 ④ 神経系疾患…てんかん	① 神経原性ショック ② 脳貧血 ③ 過換気症候群	アナフィラキシーショック 局所麻酔中毒 血管収縮薬に対する反応

（文献10)より）

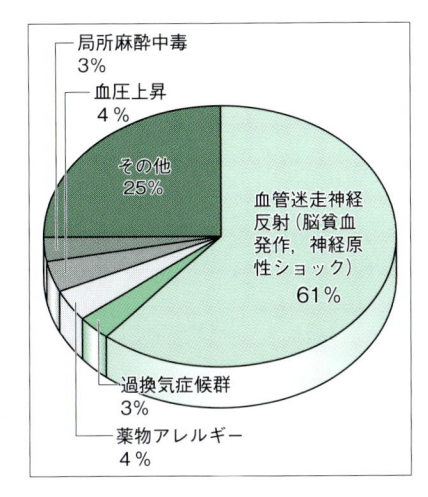

図5 全身的偶発症の発生時の症状別割合（日本歯科麻酔学会「都市区歯科医師会アンケート」．文献36)より）

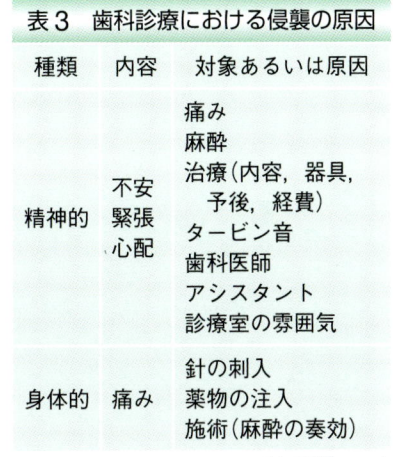

- 局所麻酔中毒 3%
- 血圧上昇 4%
- その他 25%
- 血管迷走神経反射（脳貧血発作，神経原性ショック）61%
- 過換気症候群 3%
- 薬物アレルギー 4%

表3 歯科診療における侵襲の原因

種類	内容	対象あるいは原因
精神的	不安 緊張 心配	痛み 麻酔 治療（内容，器具，予後，経費） タービン音 歯科医師 アシスタント 診療室の雰囲気
身体的	痛み	針の刺入 薬物の注入 施術（麻酔の奏効）

（文献10)より）

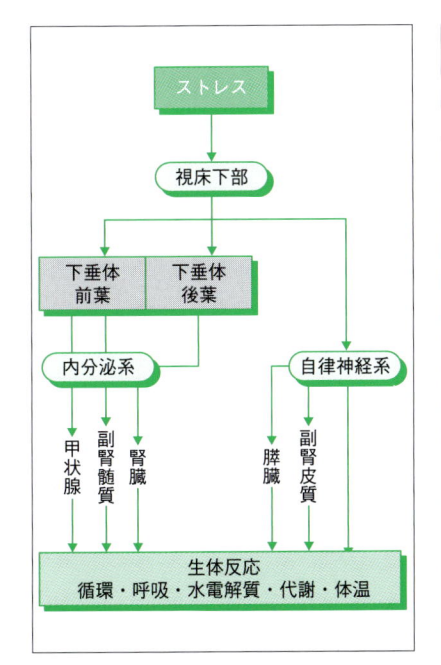

図6 ストレスによる生体反応．ストレスによってさまざまな変化が生ずるために全身的偶発症が引き起こされる（文献10)より）

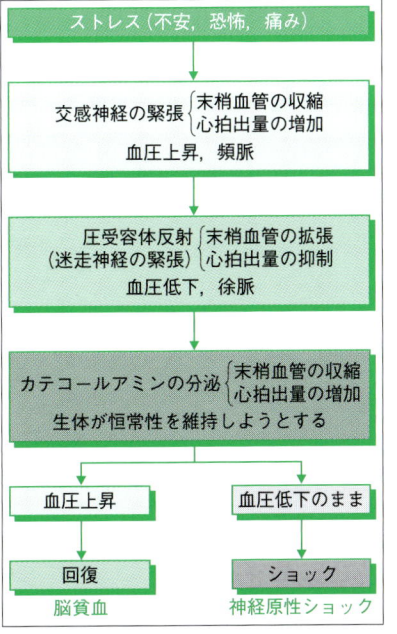

図7 神経原性ショックの発生機序

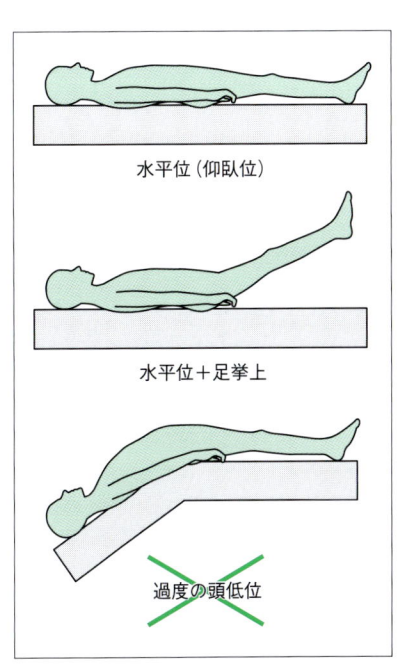

図8 神経原性ショック発生時の体位．水平位か水平位で足を30°程度挙上するのがよい．過度の頭低位は行わない（文献6)より）

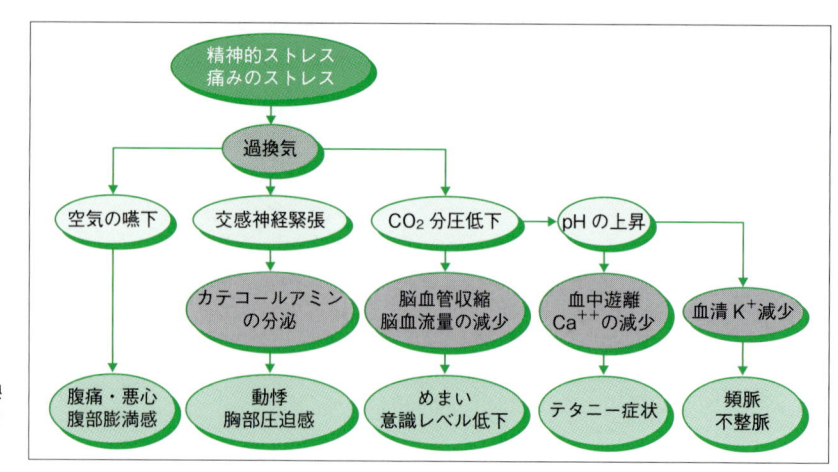

図9 過換気症候群の発生機序．過換気により多くの症状が生ずる（文献[12]より）

神経原性ショックでは，重要臓器・組織の機能不全はみられないので，ショックという名称をつけるのは適切でないとの意見もあり，血管迷走神経反射，血管迷走神経性失神と呼ばれることもあります．

3. 過換気症候群への対応

歯科治療に対する不安感や治療時のストレスによって，緊張，興奮をすることによって過換気になる病態です（図9）．

CO_2をどんどん体外に排出してしまうことによって動脈血中のCO_2分圧が低下するために，脳血管の収縮が生じ，脳への血流量が少なくなり，めまいなどの症状が引き起こされます．生体では，細胞の機能を維持するために次のような機構が働いています．

$$H^+ + HCO_3^- \Leftrightarrow H_2CO_3 \Leftrightarrow CO_2 + H_2O$$

過換気によりCO_2が排出されると，反応は右方向へ進みます．H^+が少なくなるために，呼吸性アルカローシス（pHの上昇）になります．

対応としては，まずはゆっくりと深呼吸をするように指示します．それでも改善しない場合には，紙袋やビニール袋を用いて呼気を再吸入させ，CO_2の蓄積を図るようにします（図10-1）．特徴的な症状として「助産婦様の手つき」テタニー症状があります（図10-2）．

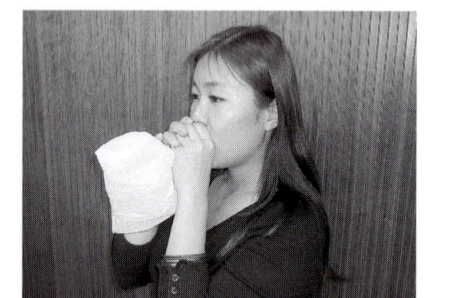

図10-1 paper bag rebreathing．人の呼気には4～5％のCO_2が含まれているので，自分の呼気を再吸入することにより，呼吸性アルカローシスが改善される

図10-2 テタニー症状．助産婦様の手つきとなる．呼吸性アルカローシスにより特徴的な手指の硬直を起こす

4. 薬理学的影響への対応

① アナフィラキシーショック（局所麻酔アレルギー）

麻酔後，数分以内にショック症状を呈し，血圧低下，意識消失，心停止を生じます（表4）．対応方法は，エピネフリン，ステロイドなどの静脈注射なので，一般開業医では対応が難しいため，起きた場合には，すぐに救急搬送を依頼します．

予防方法としては，何よりも十分に問診をすることです．問診のなかで「おかしい？」と思った場合には，アレルギー検査をするのも一つの予防法です．おもに，局所麻酔薬に添加されているメチルパラベンについて確認します（P.37参照）．

Check COLUMN 4

表4 局所麻酔薬アナフィラキシーと血管迷走神経反射との識別（ともに血圧低下を生じている場合）

識別事項	局所麻酔薬アナフィラキシー	血管迷走神経反射
血圧低下発症の時期	注射直後が多い（血管が少ない部位の注射では30分後でもあるようである）	注射中・直後が過半数であるが、治療中いつでも発症する
血圧低下の程度	識別点にならない	識別点にならない
低血圧の推移	自力（自然）回復はない	多くが自力（自然）回復．10分後くらいから回復の兆しが認められるのが普通
皮膚・粘膜症状 and/or 呼吸器系症	併発がある（皮膚・粘膜症状は5〜8割）	皮膚・粘膜症状，呼吸器系症状は生じない
疲弊・皮膚の冷たさなどの全身的異常所見	経時的に悪化	経時的な悪化は通常ない
脈拍数	頻脈	初期には徐脈が多い
アレルギー体質	関連は明確ではないが、「予備」状態にある	関係はない

緑字の事項が識別に有用と考えている．特に皮膚・粘膜症状 and/or 呼吸器系症があれば識別は容易（文献[6]より）

② 局所麻酔中毒

大量の麻酔薬の投与や，急激に血中へ吸収された場合に呼吸抑制，血圧低下，意識消失などの症状が起きます．通常の臨床では，伝達麻酔時に血管内に直接麻酔薬が投与される以外は，まず起きないでしょう（P.31参照）もし，起きてしまった場合には，ジアゼパムやチオペンタールの静脈注射が必要になるので，救急搬送することが必要です．

予防法は，最少有効濃度のものを必要最小量の投与にとどめること，さらに，伝達麻酔時の吸引試験を必ず行うことです．

③ 血管収縮薬に対する反応

血管収縮薬，特にアドレナリンに非常に敏感に反応する患者さんがまれにいます．いわゆるアドレナリン過敏症で，症状の発現は注射直後より数分以内に始まり，血圧上昇，頻脈，動悸，めまいなどが生じます．症状は一過性なので，特別な処置は必要ありません．バイタルサインを測定し，経過を観察します．

問診で疑わしいようであれば，フェリプレシン添加の局所麻酔薬やアドレナリン無添加の局所麻酔薬を使用します．局所麻酔中毒と初期症状が似ているので，注意が必要です．

全身的偶発症の発生頻度

全身的偶発症の発生頻度は，0.004〜0.007％です．これは歯科患者15,000〜25,000名につき1名が発症するという確率で，遭遇することは比較的まれです．しかしながら，発症すれば重篤な症状を引き起こすので，何よりも起さないように日々，努めるべきです．

3章 緊急時の対応／心肺蘇生法

バイタルサインとは

歯科治療中に，緊急状態が発生した場合には，症状の状態を把握することが第一になります．バイタルサインとは，人間が生きている状態を示す徴候あるいは所見のことで，一般に，脈拍，血圧，呼吸，体温の4つです．また，救急医学では，意識レベルも加わります（図11）．

① 意識

意識が「ある」か「ない」かで患者さんの全身状態は大きく変わってきます．意識の有無を確認する方法として，呼びかけによる応答の有無，痛み刺激に対する反応，瞳孔所見の3つがあります．診療中は「呼びかけによる応答」をみるのが最もわかりやすいので，何かおかしいと感じたら，「大丈夫ですか？」などと声かけをするようにします．

② 脈拍

心臓の働きを間接的にとらえることのできるもので，最も使われるのが橈骨動脈の触診です．一般的には，10～15秒間の脈拍数を計測して4～6倍にすることで1分間の脈拍数を決定します．

正常値は60～90回/分で，それより回数が少なければ徐脈，多ければ頻脈と表現されます．診療中に脈拍数の大きな変化が観察された場合には，診療を中断して正常値に回復するのを待つ必要があります．

③ 血圧

最近は家庭用の自動血圧計も普及しているので，診療所でも簡単に測定することが可能です．観血処置時以外でも，不安や緊張の強い患者さんの場合，積極的に血圧測定をします．血圧が上昇しすぎるのもよくありませんが，低下した場合には神経原性ショック，アナフィラキシーショックの可能性なども考えられるので，特に注意が必要です．

④ 呼吸

生体は必要に応じて，呼吸数，リズム，深さを生理的に調整しています．呼吸の確認には，胸郭の動きを見る，耳や聴診器で呼吸音を聞く，頰に呼吸の風を感じるようにし，呼吸数を数えることも必要です．

呼吸はO_2とCO_2の供給と排泄に直接関与しているので，多すぎても少なすぎてもいけません．正常成人では14～20回/分です．

⑤ 体温

診療室で体温を確認する場合，皮膚を触わることが最も簡便な方法です．血圧低下や神経原性ショックなどで末梢循環障害が生ずると，皮膚が冷たくなります．

心肺蘇生法／日本蘇生協議会（JRC）蘇生ガイドライン2015より

歯科治療中に急変を起こす患者さんのすべてが生命を脅かす状況ではなく，むしろ心肺蘇生法が必要なケースはまれです．

しかし，局所麻酔薬という薬剤を使用し，多くの外科処置を行う以上，「起こる可能性がある」と考えておくべきです．

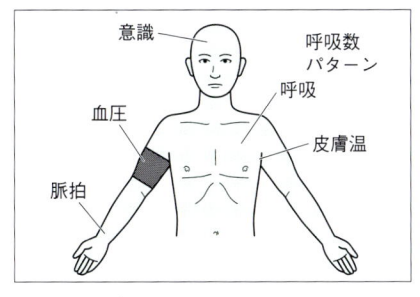

図11 緊急時に確認する5つのバイタルサイン

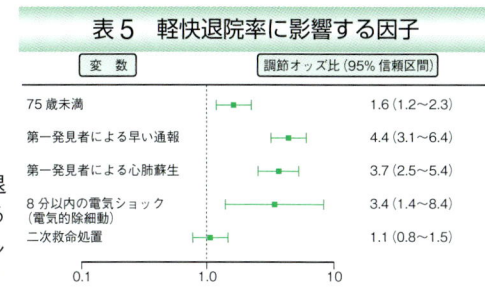

表5 軽快退院率に影響する因子

早い通報,早いCRPは退院軽快率を3～4倍あげるが,二次救命処置は1割しか上がらない(文献[14]より)

現在,救急処置にはCRP(cardiopulmonary resuscitation)および自動体外式除細動器(AED)の使用を中心とした一次救命処置basic life support(BLS)と,投薬や気管挿管など医師,歯科麻酔専門医などが行う二次救命処置advance life support(ALS)があります.

1. BLSの重要性

以前は歯科医院で患者さんが急変すれば,救急用薬剤で早期のALSを行うことが重要と考えられていましたが,実際の疫学調査によると,心肺停止患者には胸骨圧迫を行うことが軽快退院率の向上に最も重要で,薬物投与などは蘇生率向上にあまり影響しないと報告されています(表5).

また,急変した際には救急車を要請しますが,その到着までの時間は全国平均で8.6分台です.この8.6分の間に,薬を準備し,点滴回路を組んで静脈路の確保をするのは,一般の歯科臨床医には無理な話です.つまり,この8.6分間でできることは,結局BLSしかないということです.

2. 救命に必要な概念

救命率を上げるために,チェーン・オブ・サバイバルという有名な概念があります.この左の輪から右の輪にうまくつながっていくと救命率が向上します(図12).

まず,最初にやらなければならないのが「119番通報」です.救助者が自分1人しかいない場合でも,まず通報します.処置をして時間ができたらと考えていると,救急車の到着がより遅くなってしまうからです.救急隊員は毎日このような仕事をしているので,私たちよりもずっと頼りになります.この順番だけは必ず守らなくてはなりません.

3. 救急蘇生法のCAB

かつては救急蘇生はABC(air way, breathing, circulation)といわれていましたが,現在では,順番がかわりました.ABCの手順では,マウス to マウスの人工呼吸を行うために気道を確保し,感染防護具を入手したり換気器具を集めて組み立てる間に,胸骨圧迫の開始が遅れてしまう可能性が高いからです.

手順をCABにすることで,胸骨圧迫がより早く開始され,換気の遅

れを最小限することができるとの理由から変更されたのです．

また，マウス to マウスの人口呼吸には抵抗のある人も少なくはないので，胸骨圧迫を最初に行うことで，より多くの救助者が CRP を始めやすくなる可能性があると考えられています．

さらに，酸素を肺の中にいっぱいに入れると助かるようなイメージがありますが，換気回数が多くなると蘇生率が悪くなるという報告があります（**図13**）．その点からも人工呼吸に自信がなければ，心臓マッサージだけでもよいとされています．ですから，まずは心臓マッサージ（circulation）と覚えておきます．

4．体外式除細動器（AED）

AED は，心臓の状態（心電図）を自動で解析し，必要があれば電気ショックを行ってくれる機械です．これは，心筋の痙攣状態を止めて正常なリズムに戻してくれるもので，完全に止まった心臓を再び動かす機械ではないことをしっかりと理解しておきます．

AED は，電源を入れると音声で次にすべきことをガイドしてくれるので，その音声に従えば誰でも使用できます．AED を使用する際には，描かれたイラストどおりにパッドを貼ることが一番重要です（**図14〜16**）．

■ 歯科医院における一次救命処置の手順

① 意識の有無の確認

患者さんの異常を感じた場合には，すぐに声をかけます．応答がない場合には，さらに肩を叩いて反応をみます．

② バイタルサインのチェック

呼吸がなく脈を触知できない場合には，ただちに緊急事態を周囲に告げて救急車を手配し，AED を準備します．酸素やリザーバーつきバッグバルブマスク，モニター類があれば準備をします．

③ デンタルチェアのセッティング

水平位にして背板の下に丸椅子を置き，背板に接するまで高さを下げて調整します．床に移動させるのも一つの方法ですが，落下させる危険性があること，時間がかかるので，ユニット上で行います（**図17**）．

④ 胸骨圧迫心臓マッサージ

毎分 100〜120 回のペースで約 5 cm の深さになるように，左右の乳頭の真ん中を，両手を重ねて圧迫します．30 回のマッサージに対して換気 2 回を交互に繰り返します（人工呼吸の技術や意志がない場合には省略してもよい）．AED の除細動のとき以外は，胸骨心臓マッサージを中断してはいけません．

⑤ AED による除細動

胸骨心臓マッサージを続けながら，意識消失から 3 分以内に AED のパッドを装着し，音声ガイドに従いながら除細動を行います（**図18**）．

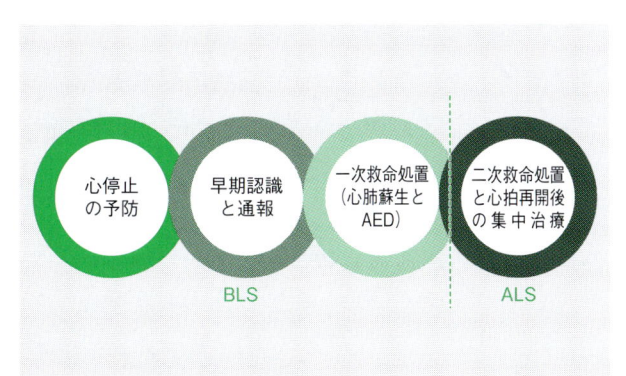

図12 救命の連鎖（文献40)より）

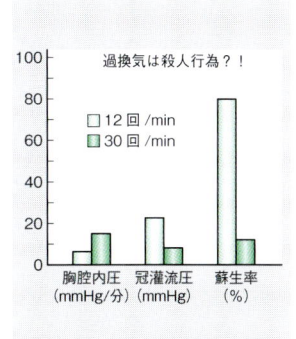

図13 人工呼吸を1分間12回行った場合と30回の場合との比較．換気回数が多くなると蘇生率が低下する（文献13)より）

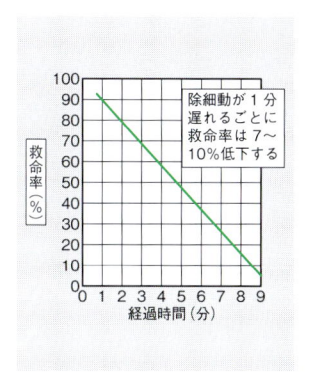

図14 除細動までの時間と生存率の関係（文献41)より）

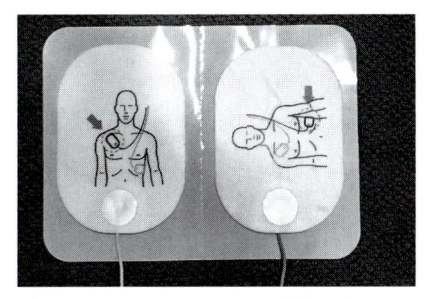

図15 イラストのように右前胸部と左前胸部に装着する．「心臓を挟み込む」というようなイメージ

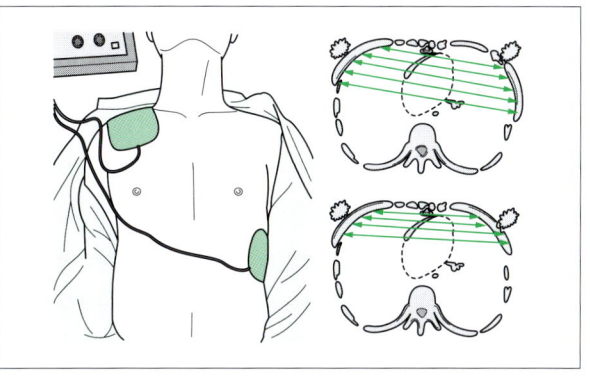

図16 適切な位置にパッドが装着されないと，心臓の一部しか電流が流れないため効果が出ない可能性がある（文献13)より）

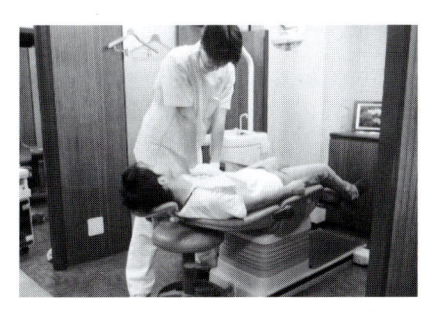

図17 丸椅子を利用すれば，デンタルチェア上でも十分に心臓マッサージが行える

図18 歯科医院における心肺蘇生のフローチャート（文献42)より）

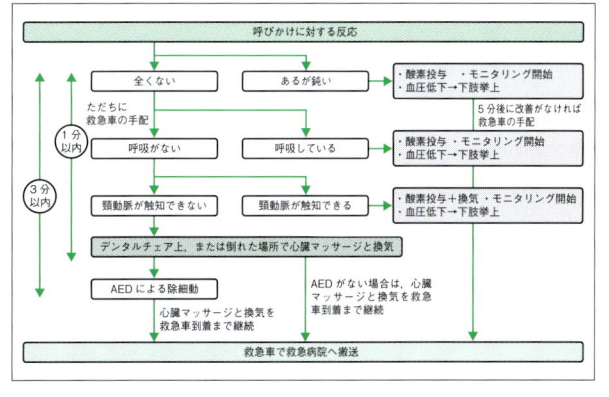

どのように偶発症を予防するか？

私たちが「一次救命処置をいくら学んでも，偶発症を減少させることはできない」ということを理解しておかなければなりません．

偶発症を減少させるためには，適切な問診を行い，その情報をしっかりと把握し，患者さんの状態を確認すること以外にありません．そして，内科医との対診やモニタリングを行うことです．

ハイリスクと考えられる場合には，大学病院などに紹介するなどの対応をします．適切にスクリーニングすることができる「目と知識」を養うことが最も大切です．

4章 器具と薬液の管理と針刺し事故への対応

■ 自分にふりかかる偶発症を未然に防ごう！

多くの場合,「ある道具・器具を使う」ということが日常化されていると思います．どの病院も保管, 滅菌, 消毒などはシステム化されており, 病院内のスタッフ（歯科衛生士, 歯科助手を含む）が管理している医院もあることでしょう．

新人の先生方は,「患者を診る」ということに必死になっていて, 道具の管理ということにあまり注目せずにいる傾向があります．管理の不適切な器具, 薬液を用いたことにより, 思わぬ危機的状況に遭遇して, その重要性を再認識したりするということがないようにしておかなければなりません．

最終的には,「使用した歯科医師の責任」になるのですから, より安全に診療が行えるように, 正しい道具の管理ということについても理解をしておかなくてはなりません．

■ 注射器の管理

使用後の注射器には, 唾液・血液などが付着しています．まずは付着物を速やかに流水下で十分に洗い流し, その後に滅菌処理を行います．滅菌の方法については, どの滅菌方法でも問題ありません．

現在, 注射器のほとんどが金属製カートリッジ式注射器ですから, 高圧蒸気滅菌（オートクレーブ滅菌法）を用いるのが一般的です．

カートリッジ式注射器には, ハンドル部がプラスチック製のものもありますが, 耐熱性プラスチックですから, 熱に対しての問題はありません（図19）．ただし, 高温の滅菌を繰り返すことによって, 熔着部分がはずれる場合があるので注意が必要です．

電動注射器の場合は, カートリッジの脱着部をはずして, 同様の方法を用います（図20）．

「使用した注射器自体はそれほど汚れないから, 消毒用アルコールで拭くだけでよい」という対応はまちがいです．消毒用アルコールは, B型肝炎ウイルスには無効ですから, 必ず滅菌処理を行わなくてはなりません．

■ 薬液の管理

カートリッジの管理にあたっては,「熱と光」に注意をはらわなければなりません．麻酔薬（リドカイン）自体は熱と光に対して安定していますが, カートリッジ内に含まれるアドレナリンは, 紫外線, 熱, 光に対して分解しやすいからです（図21）．そのため, カートリッジの保管に際しては, 高温を避け, 遮光することが必要になります．

添付文書には「遮光し, 15°以下に保存」と書かれていますが, 遮光していれば, アドレナリンはそれほど変化しないので, 室温での保存でも臨床上問題なく使用できます．

図19 カートリッジ型注射器（ステンレスと耐熱性プラスチック製），最高180℃の乾熱滅菌法や高圧蒸気滅菌が可能

図20 使用後はカートリッジホルダーをはずし，乾熱滅菌（180℃）か高圧蒸気滅菌で滅菌処理を行う

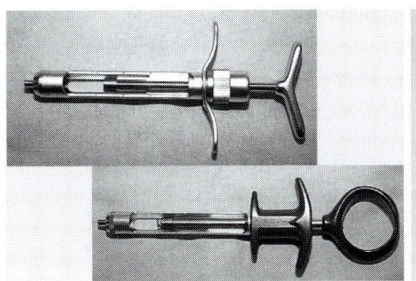

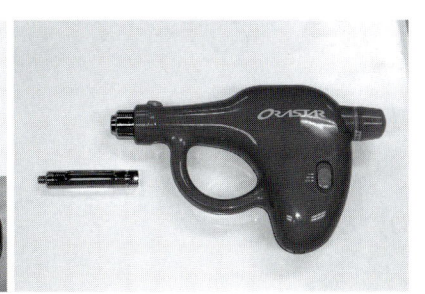

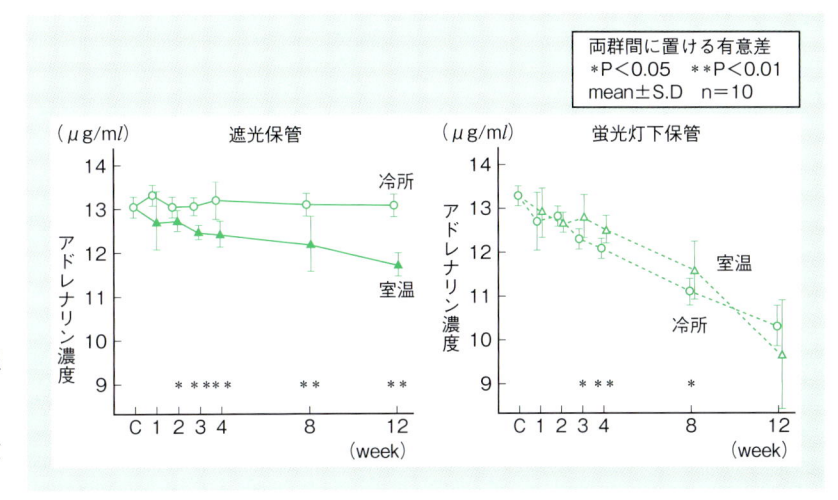

図21 遮光して保管していれば，室温でもアドレナリン濃度の低下は少ない．紫外線消毒器内では，温度に関係なくアドレナリン濃度が著しく低下する（文献[39]より）

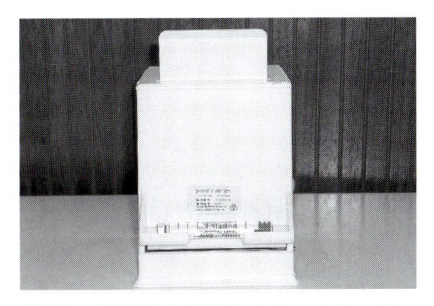

図22 豆電球を利用したカートリッジ加温器．アドレナリン濃度の低下を防ぐために，加温の回数はできるだけ少なくする

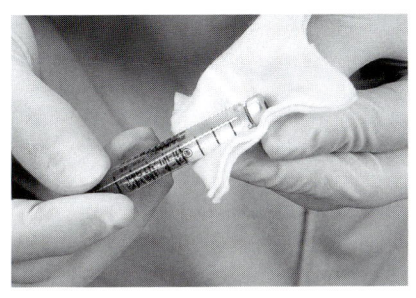

図23 カートリッジは未消毒なので，使用前に針刺入側のゴム表面を70％アルコールで清拭する

　使用前に体温近くまで温度を引き上げるためにカートリッジ加温器を使用した場合は，血管収縮薬の分解が促進されて効力が低下していることが考えられるので，1回でも加温したカートリッジはなるべく早く使用するようにします（図22）．

　カートリッジを使用する際には，針刺入側のゴム表面を70％アルコールで清掃します（図23）．カートリッジをエタノールやほかの薬液中に長時間ひたしておくと，ゴムキャップの間隙から液が入り，知覚麻痺や組織障害を起こす危険性があります（図24）．また，エチレンオキサイドガス滅菌を行うと，ガスが注射薬の中に入り込む可能性があるので，行うべきではありません．

　カートリッジには有効期間（使用期限）があるので，使用前に必ず確認をするようにします（図25）．また，一度使用したものは，体液や血液を吸引している可能性が非常に高いので，薬液量の多少にかかわらず，必ず廃棄します．

注射針の管理と取り扱い方

　現在はすでに滅菌されているディスポーザブル注射針が主流なので，特別な処理は必要ありませんが，添付文書に使用期間が記されているので，その期間内に使用することが原則になります（当院で使用している注射針の場合，5年と書かれています）．

保管方法などによって多少期間が短くなることはあるかもしれませんが，一度購入した注射針が数年間使いきらないということは考えにくいので，それほど気にする必要はないと思います．

保管は，直射日光および高温多湿の所を避けるようにすればよいので，室温で引き出し内などに保管していれば問題ありません．使用前には，必ず包装が破損していないかどうかを確認します．また，一度でも使用したものは，「絶対に再使用しない」ことを守ります．仮に，滅菌処理をしたとしても，針先がめくれたり，折れやすくなるので，再使用してはいけません．

注射針で問題になることは，やはり針刺し事故です．事故防止のためにリキャップは行わないほうがよいと書かれている文献もありますが，いつ何が起こるかわからないので，筆者は短い時間でも使用しないときには必ずリキャップをしています．

リキャップ時には，「注射針の延長線上に手指をもってこない」という原則を守るようにしています(図26，27)．

このほかにも，ピンセットを使用する方法，すくいあげ法，専用の器具を使用するなどいろいろなものがありますが，何よりも術者が「細心の注意をはらう」ということが最大の予防法になることを肝に銘じておきます(図28〜30)．

針刺し事故への対応法

もし，針刺し事故を起こしてしまった場合には，次の手順で応急処置を行います．

① 刺入部位から血液を絞りだし，傷口を流水下でよく洗浄する．
② その後，細菌感染防止のために消毒用エタノールなどで消毒．
③ 受傷者の採血を行い，感染に対する血液検査を行う．

針刺し事故で問題となることは，B型，C型肝炎，HIVなどの感染症です．患者さんがこういった感染症をもっていない場合には，上記の対応で問題ありません．HBVやHIVの潜伏期を考えて2ヵ月後に確認のための血液検査をもう一度行います．

患者さんがなんらかの感染症をもっていた場合には，医師による治療が必要になります．特に，B型肝炎の場合には，受傷後48時間以内(24時間以内が望ましい)に抗HBグロブリンの投与を行います．また，HIVでも受傷後2時間以内に抗HIV薬の服用が必要になります．

つまり，どの予防についても早期対応が望まれますから，①，②の対応後に，ただちに医師による診察を受けるようにします．

使用ずみ器具の廃棄について

カートリッジや注射針は，血液や体液が付着して病原菌で汚染されている可能性が高いことから，特別の管理・廃棄が必要になります．

図24 70％アルコールに長時間つけておくと，カートリッジ内部に浸透してくる可能性があるので注意が必要（2分間の消毒が必要との文献もある）
図25 局所麻酔薬の被包の表示．使用期限が記載されているので，使用前に必ず確認をする

図26 刀先の延長線上に手指をもってくると，針刺し事故の危険性が高まるので，このようなリキャップは行わないようにする
図27 手指でリキャップを行う場合には，刀先から手指ができるかぎり離れるようにして行う

図28 ピンセットを使用する方法
図29 すくいあげ法

図30 専用の器具を使用する方法（商品名；セーフティーV，販売元；株式会社ハイコット）

図31 注射針専用処理容器．容器は高圧蒸気滅菌や薬液消毒もできるようになっている．容器がいっぱいになったら滅菌処理のうえ廃棄する
図32 針，カートリッジは区分けをして梱包容器に入れ，医療廃棄物処理業者に委託する

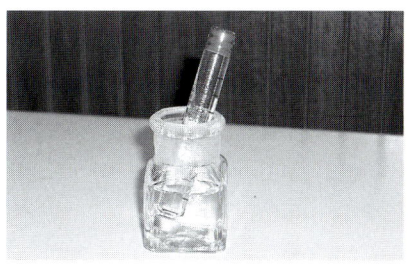

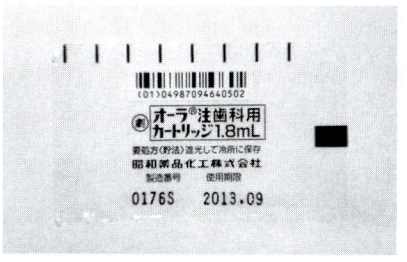

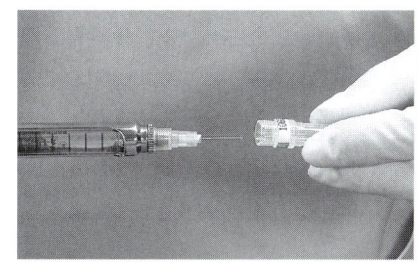

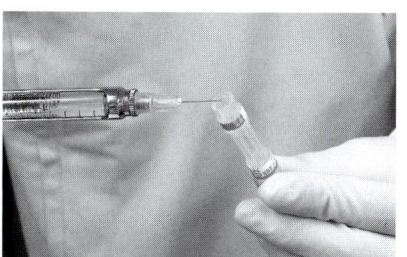

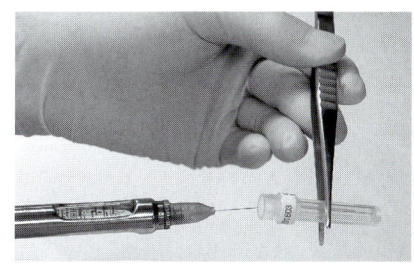

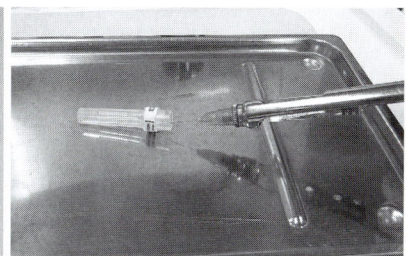

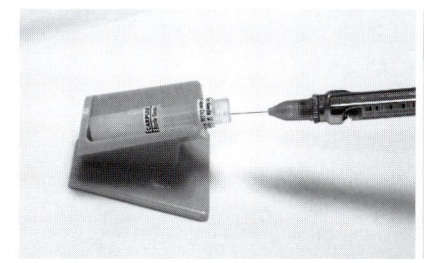

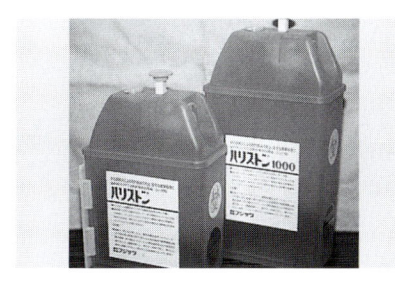

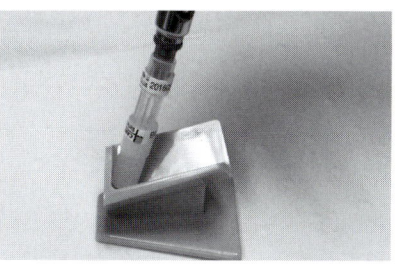

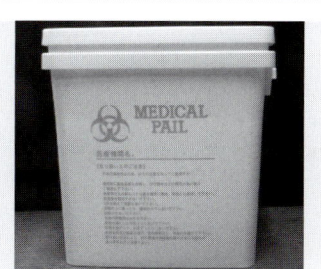

　院内感染の防止のため，耐水性のある蓋のある容器に入れ，滅菌処理または薬液消毒のうえ廃棄しますが，一般のゴミと区別がつくように，危険物であることも示すテープなどを貼って明示します．その他，使用したアルコールワッテ，縫合糸などさまざまな感染性廃棄物があるので，医療用廃棄物処理業者に委託してこういった処理をしてもらうのも一つの方法です（図31，32）．

　保管については，保管施設で行うことが最も望ましいのですが，できるだけ短期間とし，保管場所には，感染性廃棄物の存在表示をはっきりとさせておくようにします．

参考文献

1) 一戸達也:快適な歯科医療をめざして1/患者の気持ち.歯界展望,**97**:149～152,2001.
2) 鈴木　尚:痛くない麻酔法.補綴臨床,**37**(4):422～426,2004.
3) 金子　譲,大曽根洋編著:最新・歯科局所麻酔ハンドブック.日本歯科評論増刊,2001.
4) 小谷順一郎:スタンダード全身管理・歯科麻酔学.学建書院,2009.
5) 坂本春生,一戸達也編:Q&A/歯科のくすりがわかる本2008.歯界展望別冊,2008.
6) 金子　譲:歯科の局所麻酔/Q&A.医歯薬出版,2006.
7) 北村清一郎編著:臨床家のための口腔顔面解剖アトラス.医歯薬出版,2009.
8) 鈴木　尚,宮地建夫編著:Dental Clinical Series BASIC2.医歯薬出版,1993.
9) 一戸達也:麻酔前の問診/これだけは聞いておこう.補綴臨床,**37**(3):278～282,2004.
10) 金子　譲編著:歯科臨床と局所麻酔.医歯薬出版,1995.
11) 鈴木　尚:腫脹した軟組織・膿瘍切開の麻酔.補綴臨床,**38**(2):176～179,2005.
12) 古屋英毅,東理十三雄編著:新歯科麻酔学の手引き.学建書院,1995.
13) 小谷順一郎:歯科医師と救急救命処置/新しいガイドラインから.MEAW研究会雑誌,**17**(1):27～41,2010.
14) 金子　譲監修:歯科麻酔学(第7版).医歯薬出版,2011.
15) 横山武志:歯科医院における一次救命処置(日本歯科麻酔学会,リフレッシャーコーステキスト),2009,16～21.
16) 嶋田昌彦ほか編:わかる!できる!歯科麻酔実践ガイド.医歯薬出版,2011.
17) 金子　譲:麻酔が効いているかどうかは,どこで判断するのか.日本歯科評論,**68**:62～63,1999.
18) 髙橋仁一,宮地建夫:麻酔が効かないとき/その対処法と予防の実際.日本歯科評論,**68**:123～127,1999.
19) 一戸達也:患者のからだ/1.バイタルサイン.歯界展望,**97**(2):365～368,2001.
20) 一戸達也:患者のからだ/2.常用薬.歯界展望,**97**(3):559～564,2001.
21) 中久喜　喬編:歯科局所麻酔の実際.医歯薬出版,1990.
22) 鈴木　尚:麻酔の効果がでないとき,きれたとき.補綴臨床,**37**(5):548～551,2004.
23) 鈴木　尚:抜髄の麻酔.補綴臨床,**37**(6):680～683,2004.
24) 鈴木　尚:抜歯の麻酔.補綴臨床,**38**(1):72～76,2005.
25) 丹羽　均:臨床歯科麻酔学(第3版).永末書店,2005.
26) 野間博康ほか編:イラストでみる口腔外科手術.クインテッセンス出版,2010.
27) 谷口省吾ほか:麻酔・生体管理学/歯科臨床における患者管理法.学建書院,2003.
28) 海野雅浩監修:歯科麻酔の正しい理解.口腔保健協会,2008.
29) 吉田和市編:処置別・部位別/歯科局所麻酔の実際.クインテッセンス出版,2006.
30) 住友雅人ほか編:シナリオで学ぶチュートリアル歯科麻酔.医歯薬出版,2007.
31) Moore, k, L., Dally, A.F著,佐藤達夫,坂井建雄監訳:臨床のための解剖学.メディカル・サイエンス・インターナショナル,2008.
32) 森本俊文:基礎歯科生理学(第5版).医歯薬出版,2008.
33) 上條雍彦:図説口腔解剖学/1.骨学.アナトーム社,1978.
34) 橋田博純:日本人上顎骨の内部構造に関する研究.歯科学報,**87**(6):1005～1033,1987.
35) 藤原道夫:日本人下顎骨の内部構造に関する研究.歯科学報,**89**(3):561～584,1989.
36) 見崎　徹:緊急時,歯科衛生士がおさえておくべきことは?　デンタルハイジーン,**31**(3):273～276,2011.
37) 雨宮義弘:新・抜髄時の確実な局所麻酔法.第一歯科出版,1999.
38) 金子　譲:局所麻酔時に発生する全身的偶発症.歯科ジャーナル,**18**(4):441～448,1983.
39) 桜井　誠ほか:歯科用局所麻酔薬2%リドカイン(キシロカイン®)カートリッジ中のエピネフリン濃度の経時的変化.日歯麻誌,**14**(4):546～551,1986.
40) 日本蘇生協議会監修:JRC蘇生ガイドライン2015.医学書院,東京,2016.
41) 小濱啓次:心肺(救急)蘇生法の実際/心停止,呼吸停止における緊急処置(改訂第6版).へるす出版,2008.
42) 横山武志,吉田和市:歯科医院における心肺蘇生法.デンタルダイヤモンド,**33**(16):72～80,2008.

【監修者略歴】

鈴木　尚
すずき　ひさし

1942年　北海道に生まれる
1967年　日本大学歯学部卒業
1973年　現在地にて開業
2006年　明海大学歯学部臨床教授

日本顎咬合学会認定医
包括歯科医療研究会会員

ナオ歯科クリニック
〒103-0001　東京都中央区日本橋小伝馬町15-17
　　　　　　ASK日本橋ビル3F
　　　　　　Tel. 03-3663-0649
　　　　　　Fax. 03-3667-0640

【著者略歴】

牧　宏佳
まき　ひろよし

1976年　東京都に生まれる
2001年　日本大学松戸歯学部卒業
同　年　ナオ歯科クリニック勤務
2007年　同医院副院長

日本顎咬合学会指導医
包括歯科医療研究会会員
臨床歯科を語る会会員

Dental Start Book
これで解決！ 局所麻酔　　　　　　　　　　ISBN978-4-263-44620-1

2011年11月10日　第1版第1刷発行
2017年 2月10日　第1版第3刷発行

監修　鈴　木　　　尚
著者　牧　　　宏　佳
発行者　白　石　泰　夫
発行所　医歯薬出版株式会社
〒113-8612　東京都文京区本駒込1-7-10
TEL.（03）5395-7638（編集）・7630（販売）
FAX.（03）5395-7639（編集）・7633（販売）
http://www.ishiyaku.co.jp/
郵便振替番号 00190-5-13816

乱丁，落丁の際はお取り替えいたします．　　印刷・真興社／製本・皆川製本所
© Ishiyaku Publishers, Inc., 2011. Printed in Japan

本書の複製権・翻訳権・翻案権・上映権・譲渡権・貸与権・公衆送信権（送信可能化権を含む）・口述権は，医歯薬出版（株）が保有します．

本書を無断で複製する行為（コピー，スキャン，デジタルデータ化など）は，「私的使用のための複製」などの著作権法上の限られた例外を除き禁じられています．また私的使用に該当する場合であっても，請負業者等の第三者に依頼し上記の行為を行うことは違法となります．

JCOPY　<（社）出版者著作権管理機構　委託出版物>

本書をコピーやスキャン等により複製される場合は，そのつど事前に（社）出版者著作権管理機構（電話03-3513-6969，FAX 03-3513-6979，e-mail:info@jcopy.or.jp）の許諾を得てください．